U0388146

老 视
PRESBYOPIA

主 审	褚仁远
主 编	黄锦海　周行涛　张丰菊
副主编	高蓉蓉　瞿小妹　杨 晓

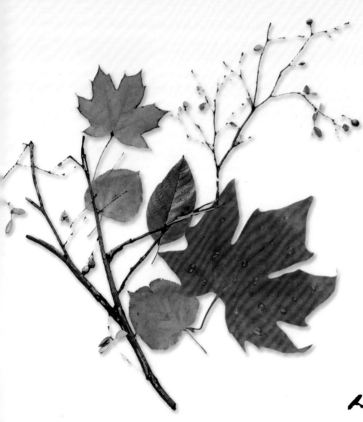

人民卫生出版社
·北 京·

图书在版编目（CIP）数据

老视 / 黄锦海, 周行涛, 张丰菊主编 . -- 北京：人民卫生出版社, 2024. 12. -- ISBN 978-7-117-37277-0

I. R778.1

中国国家版本馆 CIP 数据核字第 2024B72T72 号

人卫智网	www.ipmph.com	医学教育、学术、考试、健康，购书智慧智能综合服务平台
人卫官网	www.pmph.com	人卫官方资讯发布平台

老　视
Laoshi

主　　编：黄锦海　　周行涛　　张丰菊
出版发行：人民卫生出版社（中继线 010-59780011）
地　　址：北京市朝阳区潘家园南里 19 号
邮　　编：100021
E - mail：pmph @ pmph.com
购书热线：010-59787592　　010-59787584　　010-65264830
印　　刷：北京盛通印刷股份有限公司
经　　销：新华书店
开　　本：710×1000　　1/16　　印张：16
字　　数：245 千字
版　　次：2024 年 12 月第 1 版
印　　次：2024 年 12 月第 1 次印刷
标准书号：ISBN 978-7-117-37277-0
定　　价：109.00 元

打击盗版举报电话：010-59787491　　E-mail：WQ @ pmph.com
质量问题联系电话：010-59787234　　E-mail：zhiliang @ pmph.com
数字融合服务电话：4001118166　　E-mail：zengzhi @ pmph.com

编者

（以姓氏拼音为序）

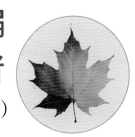

陈　铭　复旦大学附属眼耳鼻喉科医院

高蓉蓉　温州医科大学附属眼视光医院

何欢欢　武汉市中心医院

黄海笑　温州医科大学附属眼视光医院

黄锦海　复旦大学附属眼耳鼻喉科医院

黄滔敏　复旦大学附属眼耳鼻喉科医院

黄小敏　复旦大学附属眼耳鼻喉科医院

金婉卿　温州医科大学附属眼视光医院

金以利　中山大学中山眼科中心

柯碧莲　上海交通大学医学院附属仁济医院

隗　菱　复旦大学附属眼耳鼻喉科医院

李　芳　上海交通大学医学院附属第九人民医院

李可心　复旦大学附属眼耳鼻喉科医院

刘明明　上海交通大学医学院附属仁济医院

刘新婷　温州医科大学附属眼视光医院

卢　奕　上海普瑞眼科医院

卢为为　温州医科大学附属眼视光医院

陆天昊　天津市儿童医院

毛欣杰　温州医科大学附属眼视光医院

瞿小妹　复旦大学附属眼耳鼻喉科医院

宋彦铮　首都医科大学附属北京同仁医院

孙明甡　首都医科大学附属北京同仁医院

王亦然　复旦大学附属眼耳鼻喉科医院

翁子晗　温州医科大学附属眼视光医院

许　烨　复旦大学附属眼耳鼻喉科医院

杨　晓　中山大学中山眼科中心

姚佩君　复旦大学附属眼耳鼻喉科医院

张丰菊　首都医科大学附属北京同仁医院

赵　峰　中山大学中山眼科中心

周激波　上海交通大学医学院附属第九人民医院

周行涛　复旦大学附属眼耳鼻喉科医院

秘　书

林暄乔　复旦大学附属眼耳鼻喉科医院

邢雯倩　复旦大学附属眼耳鼻喉科医院

序

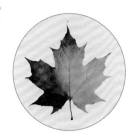

　　老视为专业名词,俗称老花。究其由来,可能与唐代大诗人白居易的一篇名诗《病眼花》广泛流传有关:"头风目眩乘衰老,只有增加岂有瘳。花发眼中犹足怪,柳生肘上亦须休。大窠罗绮看才辨,小字文书见便愁。必若不能分黑白,却应无悔复无尤"。这首诗把老视的症状描写得惟妙惟肖。若论老花镜,13世纪宋朝年代,国内外都已经出现。中国历史博物馆藏有的明代画《南都繁会景物图卷》中,就有一老者戴着眼镜。考古显示,世界范围内制作玻璃样物体的技术已有几千年历史,但是在手工作坊的年代里,能够戴上较好质量老花镜的人,应该只有少数的达官贵族。只有在工业化时代,随着科学技术的不断进步,老花镜才能进入寻常百姓家,而且在品种和质量上不断创新和发展。

　　衰老是所有生物都逃不出的宿命。人类随着年龄增长,自由基不断产生,细胞结构和代谢也在慢慢发生变化,谁也逃不过"老视"这一关。人的衰老生理一般可以分为三个阶段,20~35岁为轻度,35~45岁为中度,45~55岁为严重阶段,老视多出现在严重阶段。我国已经进入老年社会,随着科学技术的进步,人的寿命不断得到延长。信息社会不断发展,由于80%的信息都是通过视觉传入大脑的,而视觉质量的好坏又能够直接影响人的行为和能力,所以"老视"理所当然地受到人们越来越多的关注和重视。

返老还童仅仅是美好的空想,而如何让自己"老"得慢一点,却是社会大众面临的现实。从眼科角度观察,一代接一代的专业人士,在老视的原因、发生机制、预防、诊断和治疗上,获得了不少的成果和经验。以改变"小字文书见便愁"而言,从戴质量不高的原始木框老花镜开始,到今天琳琅满目的各种类型的产品,再发展到不戴眼镜的各种手术治疗方法奔腾而出,且还在不断地深入研究和不断创新,同时延缓老视发生的各种措施也在被探索中。如果有一本比较全面总结"老视"的专著出现,必将会推动老视的预防和诊治的研究与实践,并取得更大的成绩。

感谢黄锦海、周行涛和张丰菊三位教授,主编了这本《老视》专著,填补了国内这一空白。他们和副主编一起,组织了一批学有专长的专家学者,系统论述了老视的基础医学和临床医学的历史、现状和未来,内容较丰厚,语言朴实,图文并茂,科学性较高,可信度较大,实用性强,特此向广大读者推荐。

2024 年 9 月 5 日

前言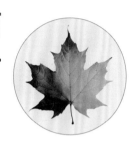

　　眼健康是国民健康的重要组成部分,涉及所有人群的全生命期。随着老龄化的到来和电子产品的普及,老视成了中老年阶段需要高度关注的眼健康问题。中华医学会第二十三届全国白内障及屈光手术学术会议上发布的《2023 中国老花眼人群洞察报告》指出,我国 35 岁以上的人口中,老视人群占比56.9%,达 3.9 亿,40 岁以上近距离视力不良的人群占比高达92%。我国尚缺乏详细阐述老视相关学科知识的书籍。本书旨在全面而深入地介绍老视,为眼科教学、临床诊疗和相关研究提供参考。

　　本书从老视流行病学出发,详细分析了老视的患病率、患者的生活质量以及影响老视发生及其程度的相关因素;进一步探讨了调节现象和调节通路,以及人体晶状体和调节系统的生物力学,为理解老视的生理基础作出了科学解释。

　　本书不仅涵盖了视觉症状和视觉检查,还详细介绍了老视的检测方法,包括主觉验光和近附加度数的验配程序。这些内容为临床医生和眼科学生提供了精准诊断老视的科学参考。

　　在治疗方面,本书深入探讨老视的诊疗历史和研究现状,介绍了老视的矫正方法,包括框架眼镜矫正、角膜接触镜矫正、调节训练、手术矫正以及药物治疗,系统梳理了各种矫正方法的原理、发展和适用范围,并结合大量图片介绍代表性的临床案例,对不同的矫正方式的特点进行了比较,为患者个性化选择合适的矫正方案提供了科学指导。

除了视觉健康困扰外,老视问题还会持续影响工作、生活和情绪。本书还关注了老视患者的心理学和老视的社会经济学,从心理变化、心理调适到市场规模、市场驱动因素等多个维度,全面分析了老视对个人和社会的影响。

编撰新书是一个复杂而耗时的过程,尤其是在眼科这一科技日新月异的领域。尽管我们力求完美,但由于时间和知识水平的限制,本书中难免会存在不足之处。我们诚挚地期待各位同行提出宝贵的意见和建议,共同推动老视诊疗的进步。

2024 年 11 月

目录

第一章

老视的流行病学

🔍 **导语**

　　老视是由于晶状体随年龄增长老化，导致调节幅度下降所产生的视近困难的生理现象。老视是人类步入中老年后必然出现的视觉问题，不是病理状态，也不是屈光不正。老视的患病率随着全球人口结构老龄化在不断增长，全球各地区由于人口结构和经济发展水平的差异，老视的患病率和矫正率各不相同。老视会使患者的活动能力下降，严重影响患者的日常生活。我国正大步迈向老龄化社会，老视对社会的影响正在扩大。鉴于此认知，眼科医师和视光师必须在诊疗、宣教和科普上做好为庞大的老视人群提供服务的准备，使人们意识到老视矫正的必要性，提高老视的就诊率。

🔍 **关键词**

　　老视　患病率　调节　生活质量　老视症状　视疲劳

第一节　老视的患病率

　　老视（presbyopia）是由于晶状体随年龄增长老化，导致调节幅度（amplitude of accommodation，Amp）下降所产生的视近困难的现象。老视的定义多种多样,有学者提出老视是"人眼随着年龄增长发生生理性对焦范围缩小,使得在矫正远视力的情况下近视力无法满足日常生活需求"的一种现象。

社会上患病人群的比例、多寡,会对社会生产力、需要提供医疗服务的数量产生不同程度的影响,因此统计老视在当前时刻的患病率(prevalence)有很大的临床价值和社会意义。估算不同时期全球老视人群的患病率一直是学界关心的话题。老视人群在持续扩大。2005 年,全球约有 10 亿人患有老视,其中一半以上无法接受必要的屈光矫正而存在近视力损害。2010年,全球约有 12.7 亿人患有老视。*2018 Market Scope* 调研数据显示,2015年全球有近 18 亿人患有老视,中国 35 岁以上人口中老视人群占比 56.9%,达 3.9 亿。预计到 2050 年全球未规范矫正的老视人数将上升到 9.96 亿 ~ 10.2 亿人。

不同国家和地区由于工业化、城市化和经济发展程度不同,人口结构存在差异,导致老视患病率也有所差异。通常,我们认为一个地区城市化率越高,人口老龄化越严重,老视的患病率会越高。然而,报道的老视患病率最高的国家是拉丁美洲的尼加拉瓜,高达 90.0%(年龄≥35 岁)。拉丁美洲的其他国家报道的老视患病率各有不同,委内瑞拉为 43.6%,巴西的佩洛塔斯为 54.7%(年龄≥30 岁)至 76.0%(年龄≥45 岁)。美国报道的老视患病率为 83.0% 至 88.9%(年龄≥45 岁)。在亚太地区,日本为 43.8%(年龄≥40 岁),东帝汶为 52.5%(年龄≥40 岁),巴基斯坦为 57.5% 到 71.2% 不等(年龄≥30岁)。亚太地区偏低的老视患病率可能与其当时的人口结构偏年轻,城市化率不高有关,但是人口老龄化程度很深的日本老视患病率不高,可能存在影响老视进展的其他因素。

对于中国,随着人类生活水平和寿命的延长,人口结构老龄化程度必然会很严峻。调查显示,中国人口的年龄中位数如下:2000 年是 29.6 岁,2010年是 34.6 岁,2020 年是 37.7 岁,2030 年是 42.1 岁。以上的参考数据显示,老视的群体在逐步增加。据推测,到 2030 年,中国有接近 50% 人口群体已经进入老视年龄。对眼科医师和视光师而言,要认识现状,服务好老视人群,避免他们因近视力受损而造成生活和工作不便。

第二节 老视患者的生活质量

一、未矫正老视对生活质量的影响

未矫正的老视是导致近视力损害的最常见原因,大多数报道将研究重心放在远视力而很少报道近视力。然而,越来越多的证据表明,近视力对生活质量(quality of life)的重要性不亚于远视力。

2020年,由中国学者牵头,对中国(广州、北京顺义)、美国、尼泊尔、南非和尼日尔等国家的农村和城市人群开展了多中心研究,评估35岁以上人群远视力和近视力损害对近距离视功能的影响。远近视力损害都会导致视功能评分的下降。近视力损害对生活质量的影响和生活方式有关。例如,广州和顺义都是华人聚居,但是广州的得分比北京顺义要低得多,这可能是因为生活在城市地区的人更依赖于阅读等近距离任务,因此,他们对近视力有更严格的要求,往往报告得分较低。中国的另一项横断面研究显示在40岁以上的人群,69%患有老视,健康人群中有50.4%对总体视力满意,老视人群中仅有24.7%对总体视力满意。

在拉丁美洲老视患者的生活质量得分下降了22%,未矫正的老视患者中,高达80%的患者报告执行与近距离用眼相关的任务时有困难,大约12%的未矫正老视患者在进行日常活动时需要帮助,这些视觉损害会导致老视患者痛苦和自卑。未矫正的老视导致近视相关任务的难度增加了2倍,而要求非常高的近视相关任务的难度增加了8倍以上。在尼日利亚的一项调查显示,未矫正老视患者相较健康同龄人生活质量评分下降了22%,未矫正的老视患者报告在进行日常活动(如阅读、写作、穿线针和使用手机)方面存在功能障碍。

另外,老视患者的矫正习惯也会对生活质量产生影响。在伦敦一项针对45岁以上人群的调查显示,超过一半(54.7%)的患者至少有时不戴眼镜,其中使用远用眼镜、近用眼镜或渐变镜的比例在30%~40%之间。配渐变镜的患者平均戴镜时间80%以上,而配老视镜的患者平均戴镜时间仅25%左右。

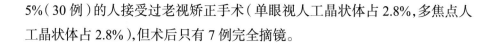

5%（30 例）的人接受过老视矫正手术（单眼视人工晶状体占 2.8%，多焦点人工晶状体占 2.8%），但术后只有 7 例完全摘镜。

二、老视对患者造成的经济负担

老视可以通过配框架眼镜、角膜接触镜或者做屈光手术矫正，但是这些矫正方法也产生了不小的经济负担。国外有学者估算了未矫正老视对全球经济的损失，根据数学模型，2010 年全球有 12.7 亿人患有老视，若假设小于 50 岁人群具有工作能力，则每年全球的国民生产总值（gross domestic product，GDP）损失 110 亿美元；若假设小于 65 岁人群具有工作能力，则每年全球 GDP 损失 254 亿美元。另有学者推算若在 2050 年对老视进行完全矫正，则可产生 10.6 万亿美元的生产力增值。国内还未有就老视造成的经济损失和负担评估的报道。

第三节 老视的发生及其程度的相关影响因素

老视初期可能以视疲劳、调节灵活度下降等症状为表现，视近物时须将物体放得越来越远，视近物后视远处物体需要揉眼定神一段时间才能看清，或者视远物后转向视近则需要慢慢才能看清物体，以及阅读需要更强的照明度等。随着时间延长，这种视近物保持清晰以及能迅速远近转换注视的能力越来越差，不得不通过配戴光学矫正镜片来满足视物的需求。老视症状的出现是和年龄密切相关的，老视者的不适感觉因人而异，与个人基础屈光状态、用眼习惯、职业及爱好因素都有关，眼部手术史甚至全身疾病等都可能影响老视现象出现的时间和程度。

一、老视与年龄

当远处的物体逐渐向眼球靠近时，眼能根据距离的不同，改变自身的聚焦力，使不同距离的物体在视网膜上形成清晰的像，眼球这种自动调焦的功能称为调节。调节是保持眼能舒适转换视远和视近的前提，而晶状体形态改变的能力则是调节发生的解剖学基础。如一正视眼者阅读 40cm 处目标，则

此时所需调节力为 1/0.4m=2.50D。眼能发挥最大调节功能的程度称为最大
调节幅度,如一正视眼者最近能看清眼前 10cm 处目标,则其最大调节幅度
为 10D。

　　随着年龄增加,调节幅度会逐渐下降。Donders 首先报道了调节幅度随
年龄的变化,Hofstetter 和 Pointers 制定了关于随着年龄增大调节幅度下降量
的公式:最小调节幅度 =15.00−0.25 × 年龄、平均调节幅度 =18.50−0.30 × 年
龄、最大调节幅度 =25.00−0.40 × 年龄,被眼科医师和视光师在临床实践中广
泛采用。根据公式,老视的进展通常被推断为每年大约增加 0.10D。例如人
在年轻时,眼最大调节幅度可达 15.00~25.00D,随年龄增长,调节幅度逐渐减
弱,每年大约减 0.25~0.40D,35 岁至 45 岁之间下降 3D 左右,到了 40 岁,眼
的调节幅度已不足以舒适地完成近距离工作,所以老视的出现与年龄密切相
关。再如一位 50 岁的人,其最小调节幅度为 2.5D,如阅读 30cm 处目标所需
调节力 1/0.3m ≈ 3.0D,则患者会出现视近聚焦困难、视近不清等老视症状,
而且随年龄增长不断加重。由于个体调节幅度减小的速度不同以及近距离阅
读的需求不同,患上老视的年龄也有所差异。需要注意的是,调节幅度的减少
与时间并不呈线性关系,老视的进展情况在不同年龄阶段有所不同,这是一个
复杂而精密的生物物理模型,复杂的调节系统具有不同的退化速度,是生物
学多因素作用、物理力学耗尽的结果。年龄越大,老视进展可能性越低,特别
是与 40~49 岁的人相比,大于 70 岁的人群在 6 年内老视进展的可能性低于
50%(表 1-1)。其他报道在 40~50 岁间,每年患老视的概率会增加 16%,而在
50 岁以后,每年患老视的概率仅增加 1%。

表 1-1　新加坡眼病研究:年龄对老视进展的风险

年龄 / 岁	*RR*	95%*CI*	*P* 值
40~49	基准值	—	—
50~59	1.03	0.88~1.20	0.70
60~69	0.77	0.64~0.93	0.006
≥70	0.51	0.39~0.67	<0.001

RR:相对危险度;95%*CI*:95% 置信区间。

然而,这些经验公式是在 20 多年前建立的,并且是建立在以高加索人为主的人口基础上,可能并不适用于亚洲人的诊疗。因此,不同地区相继开展了老视随年龄进展的研究。2018 年,中山大学报道了广州地区 35 岁以上人群近附加(near add power)随年龄变化的进展,经过 6 年的随访调查,近附加总体增加约 0.15D,这个结果显著低于传统公式(+0.60D/6 年)。2020 年,新加坡国立大学也发表了类似研究,在 6 年随访后,40 岁至 80 岁的华人、马来人和印度人的近附加各增加 0.16D、0.37D 和 0.23D,得出的结果和中山大学类似。Shahroud 眼科队列研究显示,在伊朗 40 岁至 64 岁的人群中,需要的近附加比 Hofstetter 公式的推算少 0.50D。这些结果提示老视发展速度在不同种族间有所差异,应根据这些差异制订新的适合不同种族的计算公式和参考区间。

二、老视与基础屈光度的关系

近视患者由于屈光度超过正视者和远视者,所以在视近时调节需求会比正视者和远视者少,因此出现老视的症状会晚。有近视的人尤其是近视眼镜度数未配足的人老视症状往往不明显。同样的研究也显示,人群中老视患病率的下降,与近视患病率的不断增加有关,近视患者未进行光学矫正或者欠矫均会延缓老视症状出现的时间和减轻老视症状出现的程度。

近视组调节反应的幅度大于正视组,研究也显示远视和正视人群会比近视更早出现老视症状,特别是程度不高的远视患者往往不会选择光学矫正。近视患者戴框架眼镜视近时的调节需求是下降的,玻璃体腔的深度是增加的,故产生调节需要更少的眼轴的改变,另外成年近视患者的一些结构改变,如晶状体变薄,晶状体赤道部的张力,可能保护调节力、延缓老视的发生。近视患者戴角膜接触镜视近时其调节需求大于戴框架眼镜,所以一直戴角膜接触镜者到老视年龄时会比较早感觉到老视的症状。

伊朗对 40 岁以上人群调查发现近视和远视对于发生老视的 *OR* 分别为 0.37(95%*CI*: 0.32~0.42)和 5.36(95%*CI*: 5.75~9.42);但是南印度安得拉邦一项针对 30 岁以上人群的调查显示,近视和远视对于发生老视的 *OR* 分别为

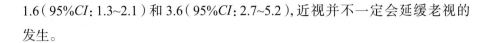

1.6（95%*CI*: 1.3~2.1）和 3.6（95%*CI*: 2.7~5.2），近视并不一定会延缓老视的发生。

三、老视与职业特性

老视症状出现早晚也与用眼需求和职业特性有关。从事精细目力工作的人近距离用眼需求大，注视的距离比较近，持续近距离工作时间比较长者如钟表修理工、文字工作者、IT 工作者等比一些户外工作的从事远距离目力工作的人更容易出现老视症状。新加坡的研究显示，≥40 岁人群每天阅读和写作时间 5 小时会加速老视的进展。

四、老视与环境因素

一般老视的最初症状通常在 40 岁左右发生。在一些离赤道近的如中/南美国家，出现老视的症状人群年龄会更早，推测可能是因为紫外线吸收过多，而导致晶状体发生结构改变的年龄更早。农村人群老视发病时间较城市人群晚，这可能和近距离用眼需求不同有关。

五、老视与性别

有研究显示，40 岁以上的女性会比同年龄的男性更早出现老视症状。哥伦比亚波哥大地区在 2019 年的报道显示，当地 35~75 岁人群中，女性相较男性患老视风险的 *OR* 为 1.15。然而，伊朗沙赫鲁德地区的调查显示，对于 40~44 岁的人群，老视近附加没有差异（*P*=0.466），45~64 岁的人群中男女需求的近附加存在差异（*P*<0.001），男性比女性需求量大；对总体人群来说，也是男性的近附加比女性大（1.52D 和 1.43D）。对其原因的探究发现，并不是因为生理性别造成的调节机制的差异，而是与性别对应的需要完成的任务和视物距离会有所不同所致。

六、老视与眼部疾病的关系

1. 晶状体摘除术后　因各种原因，如白内障或者晶状体脱位等原因进行了晶状体摘除和植入人工晶状体，均面临"去调节"的问题。所以不管任何年龄的患者均存在视近时需要使用近附加的问题,类似老视的症状可以在白内障术后的任何年龄阶段出现,且这种"老视"的表现症状稳定,并不随年龄发生变化。如一位 9 岁右眼先天性白内障术后患儿,术后验光示 −1.00DS,他需要阅读 30cm 处目标,则此时所需调节力为 1/0.3m≈3.00D,由于他处于"去调节"状态,所以在视远时需要配戴 −1.00DS 的眼镜,但是在视近时则需要配戴 +3.00D 的近附加,在 1 年随访时验光为 −1.50DS,此时患儿远用改为 −1.50DS,近附加仍为 +3.00D。此患者至 40 岁老视阶段后,近附加仍为 +3.00D。所以任何年龄的晶状体摘除手术后的患者均会出现"老视"症状。

2. 白内障患者 在白内障发展的过程中,由于晶状体密度发生改变而影响屈光指数,会出现近视度数加深的情况,特别在高度近视患者、核性白内障患者中尤其明显。此时患者会出现近视度数加深,已经有老视症状的患者会觉得症状减轻,所需的近附加减少,并且在白内障进展的不同阶段老视的症状会有所波动。

3. 眼内填充物使用后 如玻璃体切除术后注入硅油,由于视轴径路上屈光指数发生变化,患者出现暂时性近视度数加深、老视症状减轻和近附加减少。

4. 视网膜外路手术后 视网膜脱离外路手术时,由于使用环扎条带,使眼球的水平径变小、纵向径增大。由于眼轴增长会出现近视度数加深,导致患者老视症状减轻以及近附加减少。

5. 屈光手术后 有研究认为,有一些伪调节的机制,可以依赖或不依赖睫状肌而发生。如角膜屈光手术后,中央屈光度降低,周边屈光度增加,角膜的非球面特性明显,形成一个多焦的表面(图 1-1);瞳孔越小的患者,术后景深会越大;术后高阶像差会增加,特别是球差。角膜的非球面特性、多焦、散光、瞳孔直径、高阶像差等机制均可能扩展景深,而产生一定程度的伪调节,在一定程度上延迟老视症状出现的时间。目前有很多种近视手术方法,产生的角膜前表面切削区域性变化的平滑、规则等特性会不一样,产生的多焦效果会不一样。

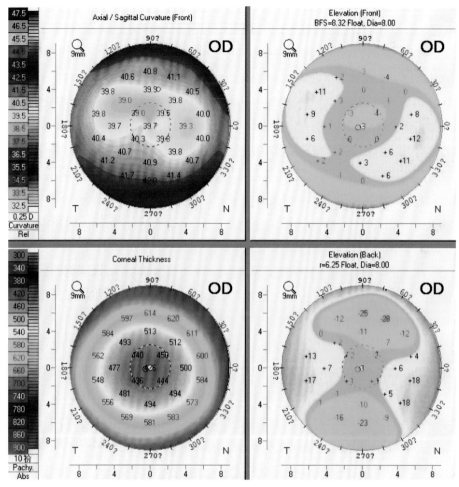

图 1-1　角膜屈光手术后,中央屈光度降低,周边屈光度
增加,角膜的非球面特性明显,形成一个多焦的表面

七、老视与全身情况

下面这些情况和疾病可以加速老视的发生和进展:过度工作、情感脆弱、
心血管疾病、神经官能症、糖尿病、多发性硬化、肌无力、Graves 病(弥漫性毒
性甲状腺肿)。糖尿病是一种代谢疾病,常见的眼部并发症有糖尿病性视网膜
病变、白内障、眼球运动神经麻痹等。

1. 血糖　糖尿病患者由于血糖升高,血内无机盐含量减少,引起房水渗

透压减低,使房水渗入晶状体,晶状体变凸,增加其屈光度,患者可突然发生近视,或原有的老视症状减轻;当血糖降低后晶状体恢复原状,患者又可恢复为正视眼,或阅读时又需要再戴老花镜。这种短期内屈光度迅速变化,是糖尿病引起的晶状体屈光度改变的特征。2021年,南印度金奈地区进行了一项40岁以上人群老视与血糖水平关联的调查研究,发现在40~49岁年龄组中的373例老视患者中,无血糖异常占7.5%,糖尿病前期占15.28%,糖尿病占77.21%($P<0.001$);在50~59岁年龄组中的428例老视患者中,无血糖异常占8.8%,糖尿病前期占14.71%,糖尿病占76.4%($P<0.001$);在≥60岁年龄组中的327例老视患者中,无血糖异常占6.4%,糖尿病前期占14.06%,糖尿病占79.51%($P<0.001$)。除此之外,诊断为严重非增殖性糖尿病视网膜病变的人比无糖尿病视网膜病变的人风险高7.31倍($P=0.01$)。

2. 药物 药物对老视也有一定的影响。长期服用一些精神类药物如抗抑郁药、抗焦虑药、胰岛素、抗组胺药、抗痉挛药和利尿剂等,由于药物对睫状肌的作用会造成晶状体调节能力减退,会较早出现老视症状。在一些青光眼患者,因长期使用某些降压药如毛果芸香碱等,此药作用机制是增加小梁途径的房水外流,不良反应主要有瞳孔缩小和调节痉挛,因为使调节处于痉挛状态以及瞳孔缩小增加景深的效应,会减轻老视症状,延缓老视出现的年龄。

拉坦前列素是前列腺素类似物,目前是一线抗青光眼药,它能显著降低眼内压,但研究也发现长期使用此药物有可能会加重老视症状。拉坦前列素诱导微弱睫状肌收缩,在年轻的患者中可能是可逆的,但在老年人中变得不可逆转,且长期使用有可能使睫状肌弹性下降等而影响调节,目前还缺少一些形态学的依据来证明其变化过程。

八、老视与身高

身材矮小的人患老视的时间较早,可能是因为他们的工作距离较短,需要更多的调节需求。

总结展望

　　未矫正的老视会对生活质量造成很大的损害,应当像重视远视力一样重视近视力的矫正。中国在人口老龄化加速的背景下,老视必然会给社会、给国民带来负担。亟需符合中国国情的老视流行病学相关研究给出更为详细的资料,以利于政策制定和卫生经济学评价。对于眼科医师和视光师来说,选择合适的处方和治疗方法满足老视患者的需求、宣传和科普老视相关知识、最大程度减轻老视对患者和社会的负担是未来的任务和挑战。了解老视的影响因素,可以更有效地采取有针对性的方法,提高老视人群视物的清晰度和舒适度。

（黄锦海　瞿小妹　金以利）

参考文献

［1］WOLFFSOHN J S, DAVIES L N. Presbyopia: Effectiveness of correction strategies. Prog Retin Eye Res, 2019, 68: 124-143.

［2］HOLDEN B A, FRICKE T R, HO S M, et al. Global vision impairment due to uncorrected presbyopia. Arch Ophthalmol, 2008, 126（12）: 1731-1739.

［3］BOURNE R R A, FLAXMAN S R, BRAITHWAITE T, et al. Magnitude, temporal trends, and projections of the global prevalence of blindness and distance and near vision impairment: A systematic review and meta-analysis. Lancet Glob Health, 2017, 5（9）: e888-e897.

［4］FRICKE T R, TAHHAN N, RESNIKOFF S, et al. Global prevalence of presbyopia and vision impairment from uncorrected presbyopia: Systematic review, meta-analysis, and modelling. Ophthalmology, 2018, 125（10）: 1492-1499.

［5］BASTAWROUS A, SUNI A V. Thirty year projected magnitude（to 2050）of near and distance vision impairment and the economic impact if existing solutions are implemented globally. Ophthalmic Epidemiol, 2020, 27（2）: 115-120.

［6］HOOKWAY L A, FRAZIER M, RIVERA N, et al. Population-based study of presbyopia in Nicaragua. Clin Exp Optom, 2016, 99（6）: 559-563.

［7］CUNHA C C, BEREZOVSKY A, FURTADO J M, et al. Presbyopia and ocular conditions causing near vision impairment in older adults from the brazilian amazon region. Am J Ophthalmol, 2018, 196: 72-81.

［8］LU Q, CONGDON N, HE X, et al. Quality of life and near vision impairment due to functional presbyopia among rural Chinese adults. Invest Ophthalmol Vis Sci, 2011, 52 (7): 4118-4123.

[9] HAN X, LEE P Y, KEEL S, et al. Prevalence and incidence of presbyopia in urban Southern China. Br J Ophthalmol, 2018, 102 (11): 1538-1542.

[10] RAMKE J, BRIAN G, NADUVILATH T. Refractive error and presbyopia in timor-leste: The impact of 5 years of a national spectacle program. Invest Ophthalmol Vis Sci, 2012, 53 (1): 434-439.

[11] ABDULLAH A S, JADOON M Z, AKRAM M, et al. Prevalence of uncorrected refractive errors in adults aged 30 years and above in a rural population in Pakistan. J Ayub Med Coll Abbottabad, 2015, 27 (1): 8-12.

[12] POINTER J S. The presbyopic add. I. Magnitude and distribution in a historical context. Ophthalmic Physiol Opt, 1995, 15: 235-240.

[13] HAN X, LEE P Y, LIU C, et al. Distribution and progression of add power among people in need of near correction. Clin Exp Ophthalmol, 2018, 46 (8): 882-887.

[14] MAJITHIA S, WONG K H, CHEE M L, et al. Normative patterns and factors associated with presbyopia progression in a multiethnic Asian population: The Singapore Epidemiology of Eye Diseases Study. Br J Ophthalmol, 2020, 104 (11): 1591-1595.

[15] HASHEMI H, KHABAZKHOOB M, JAFARZADEHPUR E, et al. Population-based study of presbyopia in Shahroud, Iran. Clin Exp Ophthalmol, 2012, 40 (9): 863-868.

[16] MARMAMULA S, KHANNA R C, NARSAIAH S, et al. Prevalence of spectacles use in Andhra Pradesh, India: Rapid assessment of visual impairment project. Clin Exp Ophthalmol, 2014, 42 (3): 227-234.

[17] MIRANDA M N. The geographic factor in the onset of presbyopia. Trans Am Ophthalmol Soc, 1979, 77: 603-621.

[18] TRUSCOTT R J, ZHU X. Presbyopia and cataract: a question of heat and time. Prog Retin Eye Res, 2010, 29 (6): 487-499.

[19] HEYS K R, FRIEDRICH M G, TRUSCOTT R J. Presbyopia and heat: Changes associated with aging of the human lens suggest a functional role for the small heat shock protein, alpha-crystallin, in maintaining lens flexibility. Aging Cell, 2007, 6 (6): 807-815.

[20] NIRMALAN P K, KRISHNAIAH S, SHAMANNA B R, et al. A population-based assessment of presbyopia in the state of Andhra Pradesh, south India: The Andhra Pradesh Eye Disease Study. Invest Ophthalmol Vis Sci, 2006, 47 (6): 2324-2328.

[21] CASAS LUQUE L, NAIDOO K, CHAN VF, et al. Prevalence of refractive error, pres-

byopia, and spectacle coverage in Bogotá, Colombia: A rapid assessment of refractive error. Optom Vis Sci, 2019, 96（8）: 579-586.

[22] SRINIVASAN R, PARAMASIVAN G, SHARMA A, et al. Prevalence, risk factors and association with glycemic levels of presbyopia in South Indian population. Indian J Ophthalmol, 2021, 69（11）: 3173-3177.

[23] HAN X, ELLWEIN L B, ABDOU A, et al. Influence of distance and near visual impairment on self-reported near visual functioning in a multinational study. Ophthalmology, 2021, 128（2）: 188-196.

[24] AJIBODE H A, FAKOLUJO V O, ONABOLU O O, et al. A community-based prevalence of presbyopia and spectacle coverage in southwest nigeria. J West Afr Coll Surg, 2016, 6（4）: 66-82.

[25] LAUGHTON D S, SHEPPARD A L, DAVIES L N. A longitudinal study of accommodative changes in biometry during incipient presbyopia. Ophthalmic Physiol Opt, 2016, 36（1）: 33-42.

[26] ARTOLA A, PATEL S, SCHIMCHAK P, et al. Evidence for delayed presbyopia after photorefractive keratectomy for myopia. Ophthalmology, 2006, 113（5）: 735-741.

[27] HICKENBOTHAM A, ROORDA A, STEINMAUS C, et al. Meta-analysis of sex differences in presbyopia. Invest Ophthalmol Vis Sci, 2012, 53（6）: 3215-3220.

[28] 葛坚. 眼科学. 2版. 北京: 人民卫生出版社, 2010.

[29] AYAKI M, TSUNEYOSHI Y, YUKI K, et al. Latanoprost could exacerbate the progression of presbyopia. PLoS One, 2019, 14（1）: e0211631.

第二章

调节现象和调节通路

导语

　　调节反射是眼睛聚焦于近物而产生的相应视觉反应,又称为近反射或调节会聚反射,它是由双眼内转(会聚)、睫状肌收缩导致晶状体形状改变(调节)和瞳孔收缩组成的三联运动。三联运动的协调改变了眼睛的状态,允许眼睛的焦点从远处的物体转移到近处的物体,反之亦然。正常的调节功能是人眼能清晰、舒适且持久视物的核心基础。随着年龄增加,晶状体变硬,睫状肌的肌张力降低,逐渐失去调节能力,从而形成老视。本章节将展开阐述调节的现象、分类,以及调节的解剖通路和相应的影响因素。

关键词

　　调节　近反射　会聚　瞳孔收缩

第一节　调节现象

一、调节的产生

　　为看清近物,需通过增加晶状体的曲率(弯曲度),使得眼屈光力增加,近物得以在视网膜上形成清晰的像,这种为看清近距离物体而改变眼屈光力的功能称作调节（accommodation）。一般认为，调节发生的解剖机制是：看远距离物体时，睫状肌处于放松状态，睫状肌在晶状体悬韧带牵拉下保持一定的张力，晶状体因悬韧带牵拉而变得相对扁平；当看近处目标时，环形睫状肌紧张使得睫状冠形成的环缩小，晶状体悬韧带松弛，晶状体弯曲度增加。晶状体前表面曲率增加是调节增强屈光力的主要方式。调节力的单位为屈光度（diopter，D）。如：一正视者阅读 40cm 处的目标，则此时所需调节力为 1/0.4m=2.50D。

二、调节分类

调节即调整眼屈光力以看清外物。调节本身似乎与双眼视无关，但它与聚散相联动，故广义上仍归于双眼视的范畴。调节分为 4 个类别：张力性调节（tonic accommodation）、集合性调节（convergence accommodation）、近感知性调节（proximal or psychic accommodation）和模糊性调节（也叫反应性调节，reflex accommodation）。

1. 张力性调节 在没有视觉刺激或调节刺激的情况下轻微近视的屈光状态，约 1D。例如在长时间看书后闭眼休息时，眼仍处于张力性调节状态，只有遥望远处才能真正放松调节。夜间近视（night myopia）和空视野近视（empty-space myopia）是由于在夜间或高空飞行等情况下，周围环境未能产生足够的视觉刺激，此时人眼处于张力性调节的状态。张力性调节过强可能引起假性近视。

2. 集合性调节 双眼会聚时产生的调节刺激，诱导出调节反应。

3. 近感知性调节 物体接近人眼时人眼产生的调节刺激，诱导出调节反应。

4. 模糊性调节（反应性调节） 失焦造成的视网膜模糊像，诱导屈光状态进行准自动调整，以保持所关注对象的清晰视网膜图像。它对中度空间频率（2~5cpd）的轻中度模糊反应最佳，而随意性调节对高空间频率（6~30cpd）反应最佳。模糊性调节的动力学呈"阶梯"反应，潜伏期为 370 毫秒，慢于聚散。持续期 700 毫秒，最大调节速度为 10D/s，平均增益 0.8。模糊性调节可引起调节速度下降，即调节失灵；持续性弱模糊性调节可引起异常调节滞后和调节不稳。弱视等视力不佳的情况可影响模糊性调节。低模糊性调节增益容易引起近视加深和假性近视。模糊性调节可通过训练增强。

在视觉光学中,视物模糊的程度(B)由以下方程式计算:

$$B=A+AD+LP-K$$

上式中 AD 为调节需求,LP 为透镜度数,K 为屈光不正,三者总和为调节刺激,A 为调节反应,可从 0 变化至最大调节幅度,一般认为最大调节幅度的一半能维持持久舒适的调节,因为它保证了一定的调节储备。如调节反应不足或过强,与调节刺激之差超过景深给予视觉系统的容忍度,将出现视物模糊。

第二节　调节通路

老视的产生以眼球解剖学的变化为基础,调节的影响涉及晶状体、晶状体囊、睫状肌和悬韧带等解剖结构的变化等。

一、近反射(调节会聚反射)

环境光通过角膜和晶状体联合的屈光系统聚焦在视网膜上。近反射包括三种反应(图 2-1)。

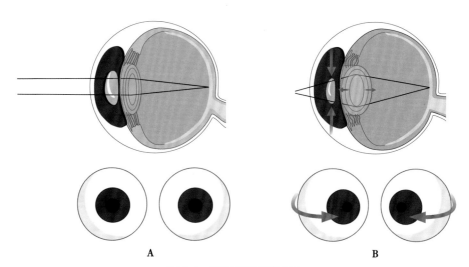

图 2-1　近反射的三种反应

A. 看远状态时,晶状体放松,瞳孔自然大小,双眼平视前方;B. 看近时,晶状体变凸增厚,瞳孔缩小,双眼会聚。

1. 双眼会聚　使近距离物体聚焦,这有助于图像投射到黄斑中央凹。这一动作包括双眼内直肌收缩、外直肌松弛,导致双眼内收。

2. 瞳孔收缩　瞳孔括约肌收缩进而收缩瞳孔,从而提高聚焦深度。来自物体的发散光线从瞳孔边缘散射出去,因此减小了成像的像差。

3. 调节增加　双侧睫状肌的收缩导致晶状体增厚,从而缩短焦距,增加其屈光力。

二、调节系统

调节反射涉及中枢和外周神经系统的几个不同组成部分(图 2-2)。调节反射的刺激包括三种:"失焦"、视网膜图像模糊、近距离物体上的有意识视觉注视。

调节反射的传入通路开始于视网膜的光传导,从视神经、视交叉、视束,到外侧膝状体核的丘脑中间神经元,最后利用光辐射到枕叶的初级视觉和视觉联系区。

从视觉皮层开始,调节反射的传出纤维自纹状体周围区,经枕叶 - 中脑束到达两侧的 Eolinger-Westphal 核(E-W 核)和动眼神经内直肌核。由 E-W 核发出的纤维随动眼神经入眶达睫状神经节,经睫状短神经到达瞳孔括约肌和睫状肌,司瞳孔缩小和晶状体的调节。由内直肌核发出的纤维达双眼内直肌,导致眼睛会聚(辐辏)。

近反射中的三种反应——双眼会聚、瞳孔缩小和调节,虽常常同时发生,紧密相关,但三者又具有一定的独立性,因此各自可能有其不同的反射通路。有人认为集合反应与调节反应不同,不经大脑皮质。传入通路神经冲动可能起于双眼内直肌本体感受器,神经纤维经动眼神经到达脑干,止于三叉神经中脑核,再发出短联系纤维至动眼神经核。传出纤维自动眼神经核群中的内直肌核发出,分布于双眼内直肌,主集合反应。

近反射

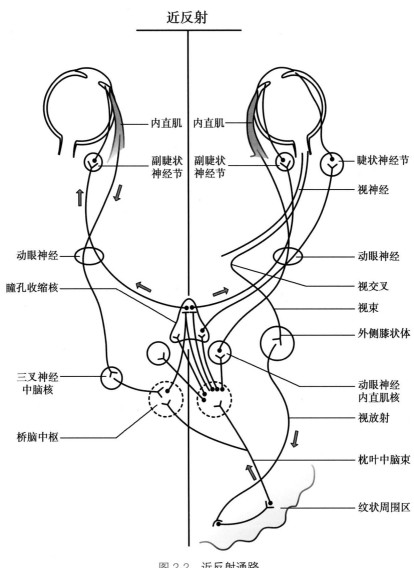

图 2-2　近反射通路

三、影响近反射的因素

任何阻碍会聚、瞳孔收缩或睫状肌收缩的因素都会破坏调节反射,进而影响近视力。由于动眼神经的副交感神经纤维介导睫状收缩和瞳孔收缩,副交感神经阻断剂(例如阿托品)可导致调节丧失,而副交感神经激动剂(例如毛果芸香碱）可诱导调节。

视力不是调节反射的先决条件。在传入性瞳孔缺损中，如视神经损伤，瞳孔对光反射没有反应，但会出现调节反射。尽管调节反射和瞳孔对光反射都涉及相同的神经机制，但某些条件证明了这两种途径之间的分离——光近分离（light-near dissociation）。这一现象的发生是因为近反射的中脑中心比控制光反射的前小脑核的位置更腹侧。引起光近分离的病症有神经梅毒、艾迪（Adie）瞳孔、松果体瘤引起的背侧中脑综合征等。阿罗瞳孔（Argyll-Robertson pupil）是神经梅毒的一种表现，是指瞳孔在调节过程中收缩，但对光刺激没有反应的情况。在 Parinaud（背侧中脑）综合征中，存在上视麻痹、调节性麻痹、会聚性回缩性眼球震颤和光近分离。常见的原因是松果体瘤、中脑出血或梗死。

其他可扰乱调节的瞳孔缺陷包括药物性散大的瞳孔、哈钦森瞳孔或艾迪瞳孔。艾迪瞳孔是由切断神经节后副交感神经对瞳孔括约肌和睫状肌的供应引起的。在霍纳综合征中，虽然瞳孔缩小，但光反射和近反射将是正常的，在某些情况下，调节幅度有所增加。此外，内直肌的任何破坏，无论是单侧还是双侧，都会改变调节，因为内直肌是对眼睛会聚最重要的眼外肌。

调节近点是眼睛能够保持清晰焦点的最近点。老视患者的调节幅度随年龄增长而减小，调节近点后退。例如，在 20 岁时，调节近点约为 10cm，到 50 岁时，后退到约 50cm。此外，干眼症也与调节性微波动相关联，进一步表明影响调节反射病理因素的广泛。

总结展望

从 4 个月起至 40 岁，人眼的调节能力是充足的，能保证人眼在任何物距下视物清晰。通过了解人眼调节现象以及调节反射，能更有效地早期发现导致其异常的各种疾病，从而避免一些疾病的进展，甚至对于无病理改变的正常人眼，也可以通过一些提高调节功能的训练，来提高视觉舒适度和视觉质量。

（杨 晓 赵 峰）

参考文献

［1］HEERMANN S. Neuroanatomy of the oculomotor system. Klin Monbl Augenheilkd, 2017, 234（11）: 1334-1343.

［2］THOMPSON H S. Light-near dissociation of the pupil. Ophthalmologica, 1984, 189 （1-2）: 21-23.

［3］KOEHLER P J, WIJDICKS E F. Fixed and dilated: The history of a classic pupil abnormality. J Neurosurg, 2015, 122（2）: 453-463.

［4］RAMAN S V, JACOB J. Mydriasis due to Datura inoxia. Emerg Med J, 2005, 22（4）: 310-311.

［5］OSMAN C, CLARK T W. Tabes dorsalis and argyll robertson pupils. N Engl J Med, 2016, 375（20）: e40.

［6］KANAGALINGAM S, MILLER N R. Horner syndrome: Clinical perspectives. Eye Brain, 2015, 7: 35-46.

［7］BAUMEISTER M, KOHNEN T. Accommodation and presbyopia: part 1: Physiology of accommodation and development of presbyopia. Ophthalmologe, 2008, 105（6）: 597-608.

［8］GILMARTIN B. The aetiology of presbyopia: A summary of the role of lenticular and extralenticular structures. Ophthalmic Physiol Opt, 1995, 15（5）: 431-437.

［9］LOCKHART T E, SHI W. Effects of age on dynamic accommodation. Ergonomics, 2010, 53（7）: 892-903.

［10］KAIDO M, KAWASHIMA M, SHIGENO Y, et al. Relation of accommodative micro-fluctuation with dry eye symptoms in short tear break-up time dry eye. PLoS One, 2017, 12（9）: e0184296.

［11］VERA J, LUQUE-CASADO A, REDONDO B, et al. Ocular accommodative response is modulated as a function of physical exercise intensity. Curr Eye Res, 2019, 44（4）: 442-450.

［12］CHIEN C H, HUANG T, SCHACHAR R A. Analysis of human crystalline lens accommodation. J Biomech, 2006, 39（4）: 672-680.

［13］HULTBORN H, MORI K, TSUKAHARA N. Cerebellar influence on parasympathetic neurones innervating intra-ocular muscles. Brain Res, 1978, 159（2）: 269-278.

［14］王光霁. 双眼视觉学. 2 版. 北京: 人民卫生出版社, 2011.

第三章

人体晶状体和调节系统的生物力学

🔍 **导语**

　　晶状体是人眼调节的主要解剖结构。目前关于晶状体的调节理论主要有 Tescheming 假说、Helmholtz 理论和 Schachar 理论,其中 Helmholtz 理论是最受认可的一种机制理论。老视是人眼随着年龄的增长,睫状肌的收缩反应减弱,且晶状体解剖结构改变而导致调节能力逐渐丧失,主要表现为晶状体逐渐变硬,弹性模量逐渐变大,调节幅度逐渐下降,导致人眼视近出现困难。本章将阐述老视发生的生物力学机制。

🔍 **关键词**

　　调节系统　晶状体　生物力学

第一节　人眼晶状体介绍

一、晶状体的解剖

　　晶状体形状如同凸透镜,两端有睫状小带相连,其纤维附着于晶状体赤道部。晶状体表面有三个重要的标识:前极、后极和赤道部(图 3-1)。

　　晶状体主要是由晶状体囊、皮质和晶状体核组成。晶状体囊为一层具有弹性的均质透明膜,完整地包裹在晶状体外面,主要由Ⅳ型胶原纤维、纤维蛋白等组成。晶状体前囊和赤道部囊下有一层单层立方上皮细胞,是晶状体中代谢最活跃的部分,赤道部的上皮细胞不断向晶状体内部生长成晶状体纤维,即晶状体的皮质。在人成长过程中,新生成的纤维会不断挤压老纤维。因此,晶状体是一个外周密度低、中心密度高的"洋葱"状结构(图3-2)。晶状体核位于晶状体的正中央,晶状体几何学上随年龄的变化不是调节力下降的主要原因,而随年龄增长晶状体硬度的增加是调节力下降的主要原因。随年龄的增加,晶状体赤道区上皮细胞不断形成新纤维,并把老纤维挤向核区,晶状体密度逐渐增加,弹性逐渐下降。晶状体能应调节需求而发生形态改变的能力下降。

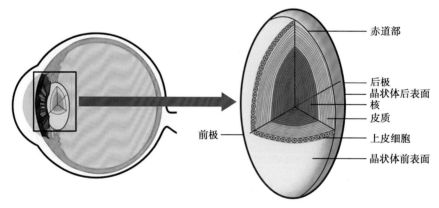

图 3-1　晶状体几何模型

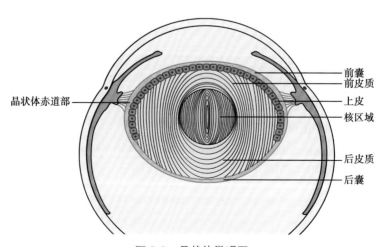

图 3-2　晶状体微观图

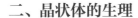

二、晶状体的生理

晶状体是重要的屈光介质之一,具备两个重要属性:透明度和可调节性。晶状体中缺乏血管、成熟的纤维细胞中主要细胞器的缺失、纤维细胞形成的高度组织化结构及纤维细胞间的间隙比可见光波长短,这些因素使得晶状体呈透明状。为了维持晶状体的透明,所需的营养物质被运输到晶状体中,同时晶状体中的代谢废物被清除掉。营养物质可以修复氧化应激损伤,减少大分子物质的沉积,保持透明状,还可以调节细胞的体积以维持晶状体的高度组织性,从而避免光的散射。

第二节 人眼晶状体调节理论

人眼的调节是根据注视目标不断地适应和调整。眼球利用晶状体的调节变化能力,根据所注视物体的远近,调整屈光力,在不同的距离自动对焦清晰。无论是从远到近,还是从近到远,人眼都能够进行精密的调整和适应。晶状体是人眼中唯一屈光力能发生改变的屈光介质。对于正视眼来说,当眼睛看 6m 以外的远处物体时,从物体上发出的进入眼内的光线是平行的,晶状体保持原状不需要做任何调节就可在视网膜上呈现清楚的像;当眼睛看近处物体时,从物体表面发出的进入眼内的光线是发散的,通过晶状体进行的调节,使得光线汇聚在视网膜上呈现清楚的像。另外,双眼的会聚和瞳孔大小的调节对于在视网膜上形成清楚的像也起着重要的作用。

人们很早就开始探索与思考晶状体的调节机制。1575 年,意大利修士 Maurolico 最早提出人眼调节机制的存在。1611 年德国人 Kepler 与 1637 年法国人 Descartes 正式记录了这个眼生理调节机制。1619 年,Scheiner 作出了著名的双针孔实验,证实人眼内存在调节焦点位置的机制。1759 年,Porterfield 发现无晶状体眼不能调节,认为调节系晶状体的形状改变造成的。1849 年,Langenbeck 发现眼的 Purkinje 影像于调节时发生变化,再次确证人眼调节机制的存在。

老视的发生机制包括两部分:一是晶状体因素,即老视是由于年龄相关的晶状体形状或晶状体本身的理化性质改变所引起的；二是晶状体外部因素，即老视是由于睫状肌、悬韧带和晶状体周围组织的改变以及由此引起的晶状体改变所致。也有人认为，这两方面在老视的发生发展中都起到作用。

目前对于晶状体的调节机制理论主要有：Tescherning 假说、Helmholtz 理论和 Schachar 理论。

一、Tescherning 假说

1904 年，Tescherning 提出：当人眼视近物时，睫状肌收缩，悬韧带紧张，从而拉紧晶状体，晶状体皮质因此被挤压后冲撞玻璃体，玻璃体对晶状体的反作用力使其中央最薄处向前凸起，导致屈光力增加。

二、Helmholtz 理论及修正理论

1855 年，Helmholtz 对人眼调节机制进行了详细的解释，他认为调节是睫状肌的收缩引起晶状体变形的结果：当人看远处时，睫状肌就会放松，晶状体悬韧带变得紧张；当视近时，睫状肌收缩，悬韧带松弛，晶状体借自身弹性回缩而变凸，导致屈光力增大（图 3-3，图 3-4）。根据 Helmholtz 假说与临床观察的结果，近代大部分学者认同并修正这种观念：老视是由于年龄增长，晶状体硬化、晶状体囊弹性下降引起的，当睫状肌收缩 - 悬韧带松弛时，晶状体不能

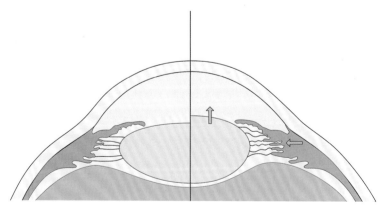

图 3-3　最初由 Helmholtz 描述的调节机制示意图
他认为调节过程中晶状体后表面是静止的。

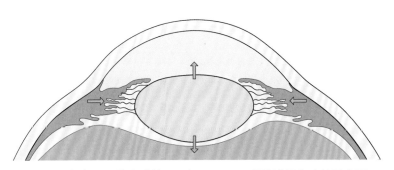

图 3-4   根据最近的实验结果,对 Helmholtz 理论进行修改的示意图
显示了晶状体后表面的后向运动

很好地弹性回缩,所以调节力下降。在 1999 年 Strenk 等采用磁共振成像
（magnetic resonance imaging,MRI）对正常眼进行了在体实验研究,观察到当
眼睛看近处的物体进行调节时,晶状体的赤道直径减小、中央部厚度增加、前
后表面的曲率增加,这一现象也支持了 Helmholtz 假说。

三、Schachar 理论

1996 年,Schachar 提出了调节的另一理论,主要对晶状体悬韧带和晶状
体直径进行猜想。

1. Schachar 假说与晶状体悬韧带   与 Helmholtz 调节理论不同的是,
Schachar 调节理论认为悬韧带增加张力是一个"主动"的过程,悬韧带可分为
三部分,即前部、赤道部和后部悬韧带。调节时,睫状肌各种纤维的作用是不
同的,环行纤维收缩引起晶状体前、后悬韧带松弛,而放射状纤维收缩引起赤
道部悬韧带紧张;相应地,所造成的晶状体形状改变是晶状体赤道部向巩膜
靠近,从而使晶状体赤道部张力增加,晶状体周边部分的皮质向中央轴心方向
挤塑,造成晶状体中央部变凸、周边部变扁平,导致晶状体中央弯曲度变陡、中
央屈光度增大（图 3-5,图 3-6）。

2. Schachar 假说与晶状体直径   晶状体直径随年龄增长而增大,每年约
增大 20μm,使晶状体赤道部与睫状肌之间的空间距离缩短,前放射状睫状肌
纤维张力减小,作用于晶状体赤道部的牵张力下降,因而调节变得口渐困难,
出现老视。

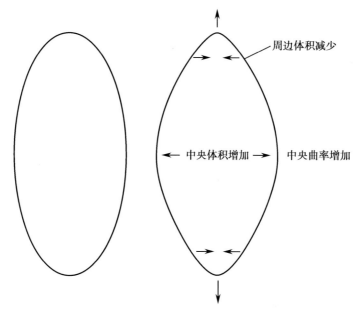

图 3-5 Schachar 调节理论晶状体示意图

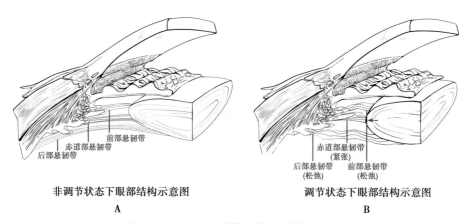

图 3-6 Schachar 调节理论眼部结构示意图
A. 调节放松状态;B. 调节状态。

  Schachar 理论能够解释一些 Helmholtz 理论无法解释的现象:Schachar 理论认为调节时晶状体赤道部受牵张使得晶状体中央曲率增大、周边部曲率减小,该结果与人眼在调节时球差减少相符;而 Helmholtz 理论认为调节时晶状体周边部和中央部均变凸,则球差增加,这与实验和临床不相符。Schachar

理论可以解释重力对晶状体的影响,认为调节时赤道部悬韧带是紧张的,重力对晶状体的位置没有影响;而 Helmholtz 理论则认为悬韧带是完全松弛的,无法解释重力对晶状体的影响。

然而,Schachar 调节理论受到一些研究的挑战。组织学和扫描电镜研究揭示,在虹膜根部或前部睫状肌没有发现悬韧带的插入。多种影像学技术亦发现,在调节时晶状体的直径是减小的。在体外实验中,激光扫描成像显示,当增加或减少放射状的牵拉力时,晶状体的焦距并没有发生改变。这些结果与 Schachar 理论的假设恰恰相反。

近年来,随着更多在体的影像学检查手段的发展,例如超声生物显微镜(UBM)、光学相干断层扫描(OCT)仪、MRI 等,有一些研究结果支持除了晶状体本身原因外,非晶状体因素(包括睫状体、悬韧带、玻璃体、前部脉络膜、巩膜等)在老视发生过程中起到一定作用。通过前节 OCT 动态观察调节状态下的睫状肌和脉络膜形态变化,提示睫状肌和脉络膜组成了一个弹性网络,在调节时,睫状肌收缩并且向前方和向内侧移动,中间玻璃体和悬韧带连接区域的脉络膜也被往前拉。在恒河猴和人眼上的研究均表明睫状肌的结构和收缩功能在老视出现后仍然保留,然而调节状态下睫状肌向内向前的移动能力随年龄减弱。这是由于随年龄增长,巩膜和脉络膜逐渐变硬,限制了睫状肌的前移。

总之,关于眼的调节机制 Helmholtz 理论在学术界的认可度比较高,但是也有该理论不能解释的现象。因此,对眼调节机制的研究还有待于进一步深化。

第三节 老视人眼晶状体的力学性能

一、晶状体的生物力学性能测量

目前关于晶状体生物力学的研究主要在体外晶状体上进行,包括晶状体旋转、压缩、气泡声学等。各种测量技术采用不同原理,结果表明,不同年龄段的晶状体生物力学特性不同。

图 3-7 显示了晶状体旋转测量所需仪器的布局,该仪器设计用于测量通过旋转在晶状体中产生的应变和应力。通过比较固定晶状体和旋转晶状体的照片,获得了极点和赤道处的这些应变,而晶状体应力是根据旋转速度、密度和晶状体尺寸计算的。固定晶状体和旋转晶状体的厚度也通过目镜中带有直纹分划的显微镜进行测量。晶状体的旋转速度由附在变速电机上的转速计记录,精确到 10r/min。1971 年,Fisher 通过该方法测量了年龄在 4 个月到 67 岁之间的人类晶状体,皮质的杨氏模量介于 0.5~4.0kPa,核的杨氏模量范围为 0.5~3.5kPa。皮质和核的杨氏模量在整个生命周期中均不断增加,在 40 岁左右时,皮质的变化率大于核,此后核的杨氏模量迅速增加。2012 年,Wilde 等也通过晶状体旋转方法测量了 29 个年龄 12~58 岁的人类晶状体,发现年轻时核的剪切模量低于晶状体的皮质,但随着年龄的增长,核剪切模量的变化速度比皮质更快,因此,在 45 岁左右时,核的剪切模量比皮质高。

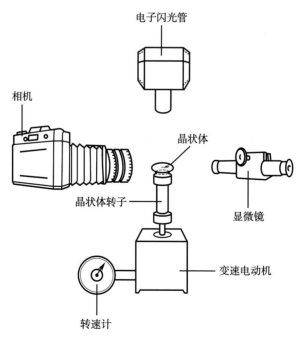

图 3-7 测量不同旋转速度下晶状体轮廓变化的仪器结构

压缩检测的具体步骤如下：定制的挤压装置用于测量晶状体对沿晶状体光轴施加的机械压缩力的阻力（图 3-8），可以测量整个晶状体的轴向压缩性。在压力传感器周围安装了一个有机玻璃套管，以形成一个充液井。每个晶状体的前表面向下放置在流体井中的压力传感器膜片上。压力传感器连接平衡桥式放大器，通过该放大器设置基线和灵敏度。压力传感器的输出被馈送至 AT 计算机，并以 10Hz 的频率记录。1999 年，Adrian 等人利用上述压缩晶状体的方法检测晶状体的力学性能，发现人类晶状体对轴向压力的抵抗力随年龄的增长而增加，这种关系是指数关系，而不是线性关系，这可能与老视的发展和年龄相关的调节下降相匹配。虽然从出生起，晶状体硬度逐渐增加，但测量的晶状体硬度增加主要发生在 50 岁之后，此后调节功能已经完全丧失。此外从出生到 50 岁，硬度持续增加，这很可能为调节机制提供足够的阻力，以解释调节能力的丧失。

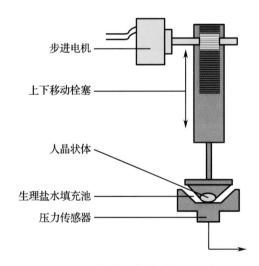

图 3-8 晶状体压缩检测装置示意图

气泡法的主要原理是用激光和超声共同对晶状体进行照射后产生气泡，随之观察气泡的位移情况来了解晶状体的力学性能。具体步骤如下：晶状体嵌入在明胶中，超声从顶部进入，水和激光从底部进入。飞秒激光在距离晶状体中心 1mm 的不同径向距离的组织中产生靶向微泡。一个双元件共焦超声换能器用 1.5MHz 向气泡施加声辐射力,同时使用 7.44MHz 的脉冲回波监测透镜内的气泡位移。将基于相关的算法应用于脉冲回波数据,以使用最终位置作为参考。在每个气泡消散之前,对其进行了多次位移测量。通常可以在同一晶状体的几个圆周位置进行测量。2007 年,Kyle W 等人利用气泡法进行了不同年龄晶状体的力学性能检测,发现对于同一老年组,弹性为中心 10.6kPa 至外周 1.4kPa。相比之下中年人(当老视的影响开始显现时)的弹性分布更平坦、平均值更低,弹性测量范围为中心 5.2kPa 至外周 1.1kPa。

二、老视发展过程中晶状体的变化

在老视发展过程中晶状体的变化包括三方面。

1. 随着年龄的增长,晶状体囊的容纳能力越来越弱,晶状体囊的弹性模量在出现老视之前一直在增加。

2. 与年龄相关的晶状体形状变化和调节系统的相对几何结构变化,晶状体在整个生命周期内的持续增长导致其横截面积和厚度增加。

3. 随着年龄的增长,睫状肌似乎向前、向晶状体前极移动,表明睫状体变厚。

综上,随着年龄的增长,晶状体赤道尺寸增加、睫状环直径减小,将减少韧带纤维被拉伸的空间,从而降低韧带张力。

晶状体可通过厚度和曲率的变化提供可变的屈光力,以便在视网膜上清晰成像。由于晶状体含水量高达 66%,有很高的体积弹性模量,故可假定其泊松比为 0.5(即体积不可压缩)。据此可以导出晶状体弹性模量的计算公式。

极区杨氏模量为:$E_1 = 7/24 \times A^2 \times B \times \rho \times \omega / \delta b$ (N/m^2)

赤道部杨氏模量为:$E_2 = A^2 \times B \times \rho \times \omega^2 / 8\delta a$ (N/m^2)

式中 A 和 B 分别是晶状体的赤道半径及前极距过道平面的距离,δa 和 δb 分别为由于转动引起的赤道半径和前极高度的改变量,ρ 为晶状体密度,ω 为转速。

由晶状体的应力-应变曲线可以导出晶状体的本构方程。假定晶状体为各向同性的弹性体,可以求得弹性模量的变化对眼调节能力的影响。弹性变形所需单位体积的能量 W 与弹性模量 E 和应变的平方呈正比。

$$W \propto (\delta a/A)^2 E$$

式中 δa 为晶状体赤道半径的变化，A 为调节后的赤道半径。

为了计算单纯由弹性模量增加的影响，假定 15 岁和 60 岁人的晶状体体积和单位体积变形所需的能量不变，则有：

$$\delta a_{60}/\delta a_{15}=A_{60}/A_{15}\times\sqrt{E_{15}/E_{60}}$$

将 A_{15}=4.25mm，A_{60}=4.6mm，E_{15}=0.8×10³N/m²，E_{60}=3×10³N/m² 代入上式，可求得 60 岁晶状体与 15 岁晶状体赤道半径改变量之比为 0.56，即从 15 岁到 60 岁，晶状体弹性模量增加，其调节能力下降 44%。

因此，随着年龄的增长，晶状体不断成长、直径变大、睫状肌的不断萎缩等原因导致晶状体弹性模量变大，从而调节功能下降，出现老视。

总结展望

随着年龄的增长，老视患者晶状体弹性模量增大，调节功能下降。目前对老视的发生机制并不完全清楚，老视的发生机制主要有 Tescherning 假说、Helmholtz 理论和 Schachar 理论，但是学术界仍存在争议。老视的发生机制和晶状体的力学特性是老视手术矫正的理论依据。目前的相关研究尚局限于离体实验，有待今后的在体研究阐明晶状体的力学变化，从而加深对晶状体力学改变的了解、指导老视的诊疗。此外，随着年龄的增长，脉络膜和巩膜硬度增加，会降低调节停止后眼内结构以及脉络膜恢复的能力，也是老视发生的因素。

（黄锦海 高蓉蓉 陈 铭）

参考文献

[1] 朱海丰, 方志良, 刘永基, 等 . 一种确定角膜屈光术后人工晶体屈光度的新方法 . 光电工程, 2007, 34 (4): 55-59.

[2] ARGENTO C, COSENTINO M, BADOZA D J, et al. Intraocular lens power calculation after refractive surgery. J Cataract Refract Surg, 2003, 29 (7): 1346-1351.

［3］陈维毅 . 年龄对兔眼晶状体刚度的影响 . 太原：太原理工大学，2012.

［4］GLASSER A. Restoration of accommodation：surgical options for correction of presby-opia. Clin Exp Optom, 2008, 91（3）：279-295.

［5］张丽云 . 调节机制和老视的研究 . 国外医学，眼科学分册，2001, 25（5）：307-311.

［6］SCHACHAR R A. The mechanism of accommodation and presbyopia. Int Ophthalmol Clin, 2006, 46（3）：39-61.

［7］SCHACHAR R A. Theoretical basis for the scleral expansion band procedure for surgical reversal of presbyopia［SRP］. Compr Ther, 2001, 27（1）：39-46.

［8］WANG K. Biomechanics of the human lens and accommodative system：Functional rele-vance to physiological states. Progress in Retinal and Eye Research, 2019, 71：114-131.

［9］FISHER R F. The elastic constants of the human lens. J Physiol, 1971, 212（1）：147-180.

［10］GLASSER A, CAMPBELL M C, BIOMETRIC. Optical and physical changes in the isolated human crystalline lens with age in relation to presbyopia. Vis. Res, 1999, 39（11）：1991-2015.

［11］HOLLMAN K W, O'DONNELL M, ERPELDING T N. Mapping elasticity in human lenses using bubble-based acoustic radiation force. Exp. Eye Res, 2007, 85（6）：890-893.

［12］WILDE G S, BURD H J, JUDGE S J. Shear modulus data for the human lens deter-mined from a spinning lens test. Exp Eye Res, 2012, 97（1）：36-48.

第四章

老视的视觉特征

导语

　　老视的视觉特征可从视觉症状以及视觉检查等方面进行阐述。由于调节能力的下降,患者出现视近困难和不能持久视物、暗适应能力差等表现。随着时间发展,则会出现眼酸、眼胀、眼干涩、畏光流泪、头痛、头晕、恶心、烦躁等一系列视疲劳症状。除了主观视觉症状以外,老视患者的视觉检查也出现相应的改变,包括近视力、调节幅度、对比敏感度、色觉敏感度、双眼视功能及立体视功能、扫视能力、眩光恢复时间、功能性视力等的下降。

关键词

　　视近困难　视疲劳　暗适应　近视力　调节幅度

第一节　视觉症状

　　老视患者的视觉症状因人而异,与个人屈光状态、用眼习惯、职业及爱好等因素都有关。老视的主要症状包括:视觉症状(视近困难、视物模糊、近距离聚焦困难)和身体症状(眼睛疲劳、头痛、眼睛干燥和刺激),严重影响老视患者的近距离活动、情绪、工作。

一、视近困难

老视眼的视力下降主要表现在近视力的进行性下降,这种视力下降是伴随着年龄增长而发生的。刚出现老视现象时,除了持续性近距离的工作以外,一般没有不适的自觉症状。在持续近距离工作时间过长时,会出现一过性视近模糊、阅读串行等视觉症状。时间维持得越长,这类视觉症状发作的间隔时间就会缩短,症状的程度也会越重。随着年龄的不断增长,调节能力持续减退,导致近点距离、明视阅读距离逐渐增大,患者会逐渐发现在往常习惯的工作距离阅读时看不清楚小字体,不自觉地将头后仰或者把书报拿到更远的地方从而把字看清。到老视后期,即使将注视目标尽量放远也无法看清,最后将无法阅读。患者的日常近距离视功能情况可以通过近距离活动视觉问卷(the near activity visual question, NAVQ)进行评估(表 4-1)。

表 4-1 近距离活动视觉问卷(NAVQ)

姓名:＿＿＿＿＿＿＿＿＿　　　年月日:＿＿＿＿＿ / ＿＿＿ / ＿＿＿

性别:男性 / 女性　　　　　　日期:

请回答所有的问题,如果 / 当你不戴眼镜做该描述活动。

请圈起选项。

如果你不做所描述的活动,或者你因为与你的视力无关的原因而停止了,那么请圈出"N/A"选项。

选择你的困难程度	不适用	没有困难	有点困难	中度困难	非常困难
1. 阅读小字体,如报纸、菜单、数字按键	×	0	1	2	3
2. 阅读药品或食品包装袋上标签、说明书、成分	×	0	1	2	3
3. 阅读卡片或者邮件,如信件、电子账单、银行存折	×	0	1	2	3
4. 书写或阅读自己的字	×	0	1	2	3
5. 看电脑或者计算器屏幕和按键	×	0	1	2	3
6. 看电视或者手机屏幕和按键	×	0	1	2	3

续表

选择你的困难程度	不适用	没有困难	有点困难	中度困难	非常困难
7. 看清靠近你的物体或者进行你爱好的活动,如打牌、养花、看照片	×	0	1	2	3
8. 在昏暗的灯光下看清靠近的物体	×	0	1	2	3
9. 集中精力进行长时间近距离工作	×	0	1	2	3
10. 不戴眼镜时进行近距离工作	×	0	1	2	3
11. 对您的近视力有多满意(近视力是指阅读视力)	×	0	1	2	3

二、视疲劳

当老视患者的睫状肌调节能力接近其功能极限就易产生视疲劳。视疲劳是指由于用眼过度所造成的视觉劳累、自觉不适,并伴有工作效率降低的综合症状,包括特异性症状和非特异性症状。患者主观症状可以通过视疲劳量表评估。

1. 特异性症状　老视患者在眼部的特异性症状包括视物模糊、不能耐受长时间近距离工作、出现重影等。出现视物模糊的原因是老视患者需努力调节才可看清近处物体,当再看远处物体时由于紧张的睫状肌不能马上放松,因而形成暂时近视,再看近处物体时又因调节反应迟钝,从而出现短暂的模糊。老视患者常在接近双眼调节极限的状态下近距离工作,因而无法视物持久。由于调节集合的联动效应,老视患者的过度调节会引起过度的集合,导致看近易串行,字迹成双,出现重影、复视。

2. 非特异性症状　视疲劳的非特异性症状是老视的伴随症状,不同的人因心理类型、感觉反应的不同,症状的表现有轻有重。这类症状有以下两种表现形式。

(1)眼部的症状:眼胀、眼痛、眼干、流泪、眼烧灼感、眼痒、眼异物感及眼周不适。

（2）其他部位的症状：头痛、头晕、记忆力减退，严重时可出现恶心、呕吐，甚至焦虑、烦躁等精神症状。

视疲劳作为一种主观症状，可以通过视疲劳量表辅助诊断。视疲劳量表包含眼部症状、视觉功能、全身及心理因素症状，量表总得分越高提示患者视疲劳程度越重（表4-2）。

表4-2 视疲劳量表

量表

序号	视疲劳症状评分 （注：若频率选没有，则强度可不填）	频率				强度		
		没有	偶尔	经常	总是	轻度	中度	重度
		√0	√1	√2	√3	√1	√2	√3
A	你是否有视物疲劳症状？							
B	用眼疲劳是否影响你的学习、工作或生活？							
1	你是否感觉眼周不适？							
2	你是否有眼干？							
3	你是否有眼部疼痛如刺痛、胀痛等？							
4	你是否有眼睑（眼皮）沉重感？							
5	你是否有眼酸？							
6	你是否有眼部紧绷感？							
7	你是否对光线敏感（如怕光、怕暗）？							
8	当使用手机/电脑等电子产品时，屏幕亮度是否让你产生眼部不适？							
9	你是否有眯眼视物的现象？							
10	近距离用眼时，你是否觉得阅读费力？							
11	看远或看近时，是否有视物模糊？							
12	看远或看近时，是否有视物重影？							
13	由于眼部症状，你是否感觉阅读速度减慢？							
14	你是否看运动物体时有眼部不适？							
15	用眼时，你是否注意力不集中？							
16	由于眼部症状，你是否难以记住刚刚阅读的内容？							

续表

序号	视疲劳症状评分 （注：若频率选没有，则强度可不填）	频率				强度		
		没有	偶尔	经常	总是	轻度	中度	重度
		√ 0	√ 1	√ 2	√ 3	√ 1	√ 2	√ 3
17	用眼时，你是否有头晕或头痛？							
18	眼部不适是否让你感到情绪焦虑？							
19	眼部不适是否让你感到情绪抑郁？							
除上述症状外，若还有其他症状，请列出：								
小计：	前 2 题得分（0~18 分）：				后 19 题得分（0~171 分）：			
你的病因诊断：								

三、暗适应差

因晚上灯光较暗，使人眼视分辨阈升高，辨别能力下降，同时由于夜间瞳孔较白天散大，在视网膜上形成较大的弥散圆，导致老视患者在老视初期夜间视物有不适感。随着老视继续进展，患者晚间会不自觉地到光线充足处阅读，这种现象为晚间老视。因为充足的光线既增加了书本与文字之间的对比度，又使患者瞳孔缩小，加大景深，提高视力。但灯光放在眼前必然造成眩光，这种干扰光源越接近视轴，对视力的影响就越大，故应对老年人提供印刷清晰、字体较大、黑白分明的阅读材料，避免用蓝、绿、紫色背景。

第二节　视觉检查

一、近视力

老视的临床表现为近视力丧失，判断老视严重程度的最直接方法是评估患者的近视力。评估近视力的方法有多种，最常见的近视力测试是 Jaeger Schrift-Scalen Test（简称 Jaeger），也可以通过 Snellen、Log MAR（最小分辨率角度的对数）或 M 检验进行评估，不同的测试可以相互对比（表 4-3）。

表 4-3　各种近视力指标的比较

Snellen DCNVA	Jaeger 分级	M	印刷大小	示例
20/20	J1	0.4	3pt	药瓶标签
20/25	J2	0.5	4pt	银行账单
20/30	J3	0.6	5pt	脚注、小字
20/40	J5	0.8	7pt	驾照
20/50	J6	1.0	8pt	广告
20/80	J9	1.6	11pt	标准文本
20/100	J10	2.0	12pt	名片
20/200	J14	4.0	24pt	儿童读物、报纸副标题

因环境亮度的改变会显著影响视力,所以老视患者在不同亮度下近视力有所不同。McDonald 等提出,在高亮度条件下(>255 勒克斯),远校正近视力(DCNVA)在 20/20(J1)为正常视力;在 20/25~20/40(J2~J3)为轻度老视;在>20/40~20/80(J4~J9)为中度老视;20/80 或更差(>J9)为重度老视;在低亮度条件下(10~11 勒克斯),DCNVA 在 20/25~20/50(J2~J5)为轻度老视,>20/50~20/100(J6~J10)为中度老视,>20/100(>J10)为重度老视。

二、调节幅度

在人生的早期,人眼的调节幅度较大,约为 15.00~25.00D;随着年龄的增大,调节幅度也逐渐下降,每年大约减少 0.25~0.40D;到了 40 岁左右,眼的调节幅度已不足以舒适地完成近距离工作;到了 50 岁左右,调节幅度更低,大部分都需要进行老视矫正。当人们视近时所使用的调节力小于其调节幅度一半以下时,才感觉舒适并能持久注视,若所需调节力大于调节幅度的一半时,则很可能就会出现老视症状。

例如:某人的习惯阅读距离是 40cm,阅读时需要的调节力为 2.50D(调节刺激等于距离的倒数)。若要舒适阅读,必须拥有两倍于所需调节力以上的调节幅度(即 5.00D),才不容易出现疲劳症状,若调节幅度下降到 5.00D 以下,则可能出现老视症状。因此随着调节幅度减小,需要增加近附加才能看清。确定个人所需的近附加通常是先通过建立暂定近附加量,再考虑个人的臂长、视觉需要和工作距离以建立最终调整来完成的。2021年，McDonald等提出，建议根据需要近附加来区分老视的程度，≤+1.25D为轻度老视，+1.50~+2.00D为中度老视，>+2.00D为重度老视。

三、对比敏感度

空间频率指每度视角内图像或刺激图形的亮暗作正弦调制的栅条周数。对比度（contrast）由物体亮度对比背景亮度来确定，对比度=（物体亮度－背景亮度）/（物体亮度+背景亮度）。对比敏感度（contrast sensitivity, CS）定义为视觉系统能觉察的对比度阈值的倒数，即对比敏感度=1/对比度阈值。对比度阈值低，则对比敏感度高，则视觉功能好。对比敏感度被认为是一种比视力更实用的测量视觉质量的方法，即使在视力仍然完好的情况下，不同空间频率下对比敏感度的异常也有助于检测某些疾病的发生。

在老化的眼睛中，由于瞳孔缩小导致视网膜照度降低；光学像差、晶状体密度增加导致眼内光散射从而降低老视患者的对比敏感度。Rubin等的研究表明，对比敏感度随着年龄的增长呈线性下降。Liutkevičienė等的研究中也考察了年龄对对比敏感度的影响，发现对比敏感度在71~85岁的人群中最差，在40~49岁的人群中开始恶化，在40~49岁和50~59岁人群中的对比敏感度较为相似。与白天相比，老年人在夜间的对比敏感度下降更为严重。Elliott等的研究表明随着年龄的增长，降低的对比敏感度主要处于中、高空间频率，并且随着空间频率的增加，下降的幅度也在增加。

四、色觉

视网膜上的光感受器根据其形态不同可分为视杆细胞和视锥细胞。视杆细胞感弱光（暗视觉），视锥细胞感强光（明视觉）和色觉。正常色觉需要三种不同类型的视锥细胞，根据其所含视蛋白吸收光谱范围的不同可分为长波长敏感视锥细胞（L型视锥细胞）、中波长敏感视锥细胞（M型视锥细胞）和短波长敏感视锥细胞（S型视锥细胞）。色觉是视觉功能的一个组成部分，随着年龄的增长而逐渐下降。Mehta等研究表明，人类晶状体的自然老化降低了三种视锥细胞的色觉敏感度，其中S型视锥细胞（蓝色、黄色）的降幅最大,这是由于透明晶状体随着年龄的增长开始变黄、变硬、密度增加。密度的增加导致视网膜照度在短波长处的下降幅度更大,而在较长波长处的下降幅度更小。除了晶状体的自然老化以外,色觉在很大程度上还取决于视网膜和视觉通路的完整性,色度灵敏度损失的很大一部分可以归因于视网膜神经节细胞轴突数的减少。

五、双眼视功能与立体视功能

老视患者调节功能的下降必然导致集合不足,从而影响患者的双眼视觉功能。患者在配戴老花镜视近一段时间后常出现集合不足的症状:视近物时有重影、复视感。书本上的字发生流动、跳动;眼部有牵拉、紧张感;眼球酸胀,无法用眼;阅读后或用电脑后即感眼周疼痛;视近时视物模糊,聚焦困难;无法聚精会神。眼部检查可发现:患者集合近点增大,一般大于6cm;视近时出现外斜视,一般大于6到8个棱镜度;近用水平隐斜测定时,外隐斜数大于遮盖试验度数;正融像性聚散能力降低;AC/A值低(正常为4/1)等。Rozanova等通过双目视场面积来研究老视患者的双眼视觉以及融合功能,结果显示相较于年轻人,77%的老视患者存在双眼视功能不足,并且在6%的老视患者病例中观察到双目视场面积极端减少($\leqslant 30cm^2$)。

立体视是指双眼深度视觉,指视觉器官准确判断物体三维空间位置的感知能力,是建立在双眼同时视和融合功能的基础上。与年龄相关的立体视觉减少与融合能力下降略有相关。立体视觉的敏锐度是指人的深度视觉中可被感知的最小深度差,可用于衡量立体视功能。刘海峰等研究分析指出老年人立体视锐度中正常比例只有35.4%,而立体盲的比例达到12.4%。研究表明随着老视度数增大,近立体视锐度逐渐减低。

六、早期视觉改变

老视早期出现阅读能力下降、近距离工作后视疲劳等视觉功能减退症状,但常规近视力和调节幅度等视觉检查却没有明显改变,可以通过扫视能力、眩光恢复时间、功能性视力测试来发现早期老视。扫视能力是眼睛在空间中从一个焦点移动到另一个焦点的能力,是通过眼部肌肉的协调变化来实现的。Murray 等研究表明,在 29~52 岁的年龄组,扫视的准确性开始下降,可认为是早期老视。Schieber 等研究表明相对于年轻的同龄人,年龄较大的受试者需要 3 倍的时间才能从眩光中恢复。Yusaku 等使用功能性视力测量系统测得的远校正近功能性视力(DCNFVA),比传统近视力的测量可更好地检测出早期老视调节幅度的降低。

总结展望

老视是一种生理现象,主要表现为视近困难,阅读需要更强的照明,不能持久看近以及出现视疲劳。老视患者对于视力改变应尽早关注,并定期科学验光、连续跟踪近视力和调节力变化。同时应将视疲劳与老视结合起来,在更早的年龄即采取适当的手段介入,以使眼睛看近时更持久保持舒适状态,获得更清晰近视力。

(高蓉蓉 黄小敏)

参考文献

[1] GOERTZ A D, STEWART W C, BURNS W R, et al. Review of the impact of presbyopia on quality of life in the developing and developed world. Acta Ophthalmol, 2014, 92(6): 497-500.

[2] BENTLEY S, FINDLEY A, CHIVA-RAZAVI S, et al. Understanding the visual function symptoms and associated functional impacts of phakic presbyopia. J Patient Rep Outcomes, 2021, 5(1): 114.

[3] LU Q, CONGDON N, HE X, et al. Quality of life and near vision impairment due to functional presbyopia among rural Chinese adults. Invest Ophthalmol Vis Sci, 2011, 52(7): 4118-4123.

[4] WOLFFSOHN J S, SHEPPARD A L, VAKANI S, et al. Accommodative amplitude required for sustained near work. Ophthalmic Physiol Opt, 2011, 31(5): 480-486.

[5] 林艳艳, 邓如芝, 李志华, 等. 视疲劳量表的制订及评价. 中华眼科杂志, 2021, 57(4): 284-291.

[6] JACKSON G R, OWSLEY C, MCGWIN G. Aging and dark adaptation. Vision Res, 1999, 39(23): 3975-3982.

[7] TSUNEYOSHI Y, MASUI S, ARAI H, et al. Determination of the standard visual crite-

rion for diagnosing and treating presbyopia according to subjective patient symptoms. J Clin Med, 2021, 10（17）: 3942.

［8］MCDONALD M B, BARNETT M, GADDIE I B, et al. Classification of presbyopia by severity. Ophthalmol Ther, 2022, 11（1）: 1-11.

［9］MEHTA U, DIEP A, NGUYEN K, et al. Quantifying color vision changes associated with cataracts using cone contrast thresholds. Transl Vis Sci Technol, 2020, 9（12）: 11.

［10］ROZANOVA O I, SHCHUKO A G, MISCHENKO T S. Fundamentals of presbyopia: Visual processing and binocularity in its transformation. Eye Vis, 2018, 5（1）: 1.

［11］EFFECT OF AGING ON STEREOSCOPIC INTEROCULAR CORRELATION. Effect of aging on stereoscopic interocular correlation. Optom Vis Sci, 2006, 83（8）: 589.

［12］刘海峰, 许澍翔, 李维宁, 等. 不同年龄人群的立体视觉检查与比较. 眼视光学杂志, 2001, 3（1）: 30-31.

［13］宿蕾艳, 杨晓桦, 庄曾渊. 老视患者近立体视功能的临床研究. 中国中医眼科杂志, 2010, 20（1）: 14-16.

［14］KATADA Y, NEGISHI K, WATANABE K, et al. Functional visual acuity of early presbyopia. PLoS One, 2016, 11（3）: e0151094.

第五章

老视的检测方法

导语

老视验配的第一步是规范的医学验光,准确验光并完全矫正屈光不正是老视验配成功的开端。在完全屈光矫正的基础上再进行试验性近附加和精确性近附加的确定,最后再进行个性化的调整。本章节从老视验配原则和条件、老视的规范验光、试验性近附加的确定、精确性近附加的确定、最终处方的确定几方面进行深入的讨论。

关键词

综合验光 调节幅度 近附加

第一节 主觉验光

一、准备工作

1. 调整患者座椅高度至舒适体位,调整眼位高度与投影视标高度相等。

2. 调整瞳距旋钮设置为远用瞳距,使被检者双眼位于视孔中心,旋转额托旋钮调整镜眼距离(一般 12mm)。

3.调整验光水平调整旋钮至水平位,将被检者客观验光屈光度数设置在综合验光仪上(图 5-1)。先测右眼,再测左眼。

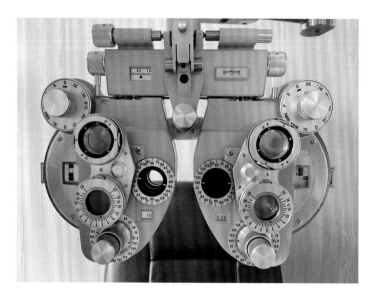

图 5-1 将被检者初始屈光度数设置在综合验光仪上(图中举例 OD:−2.25DS/−0.75DC×165;OS:−1.00DS/−1.25DC×180),调整远用瞳距、镜眼距离、眼位高度、水平调试杆至合适

二、初次右眼单眼最大正球镜达到最佳视力

目的:通过"雾视"尽量放松被检者调节,以尽可能高的正度数镜片或尽可能低的负度数镜片获得被检者的最佳视力(maximum plus to maximum visual acuity, MPMVA)。

(一)雾视

1.在被检眼客观验光的屈光度数基础上缓慢加正镜片(减负镜片),一般加 +0.75~+1.00D,雾视后的视力在 0.3~0.5 之间,说明雾视合适,可使被检眼处于放松状态(图 5-2)。

2.如果视力高于 0.5,证明雾视不足,不能使眼睛充分放松,继续增加正镜片至视力在 0.3~0.5 之间。

3.如果雾视量太大,由于视物太模糊,视觉系统无法识别由调节引起的微小改变所产生的模糊斑微小变化,此时应减少正镜片至视力在 0.3~0.5 之间。

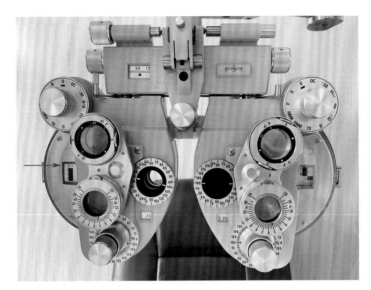

图 5-2 右眼开放,左眼关闭。右眼雾视:加正球镜度数(一般为 +0.75D),直到被检者视力在 0.3~0.5 之间(图中举例右眼雾视后 OD:-1.50DS/-0.75DC×165)

(二)去雾视

在被检眼前逐渐减少正度数镜片(增加负度数镜片),每次减少 +0.25D (即增加 -0.25D),询问被检者视力是否有相应的提高,一般情况下减少 +0.25D,视力可提高一行。负度数镜片和视力逐渐增加,直至被检者获得最清晰的视力为止,即减少正度数镜片无法再继续提高视力(图 5-3~图 5-6)。

(三)单眼初步 MPMVA 终点

MPMVA 终点的判断包括以下三种方法。

1. 红绿试验 流程图见图 5-7。

操作步骤举例如下。

(1)选择投影视力表的红绿背景视标,让被检者注视最好视力上面一行视标(如最好视力为 0.8,则选择 0.7 视力一行),让患者先看绿色半视标,再看红色半视标,再看绿色半视标,比较哪侧视标更清楚。

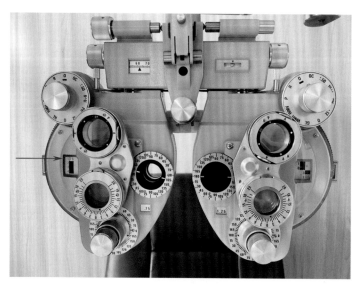

图 5-3　右眼去雾视减少 +0.25D,询问被检者能看清哪一行,此被检者能看清 0.6 视标(OD:-1.75DS/-0.75DC×165;OS:-1.00DS/-1.25DC×180)

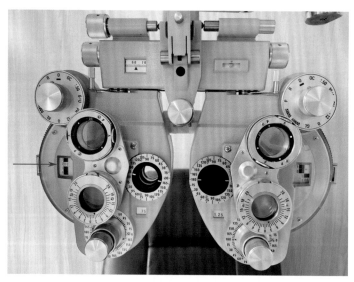

图 5-4　右眼去雾视减少 +0.25D,询问被检者能看清哪一行,此被检者能看清 0.8 视标(OD:-2.00DS/-0.75DC×165;OS:-1.00DS/-1.25DC×180)

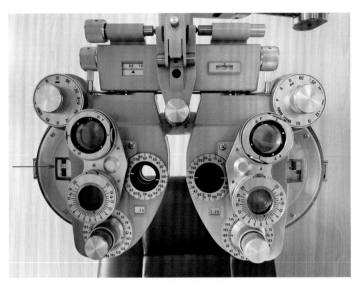

图 5-5 右眼去雾视减少 +0.25D，询问被检者 1.0 视标能否看清
（OD：−2.25DS/−0.75DC×165；OS：−1.00DS/−1.25DC×180）

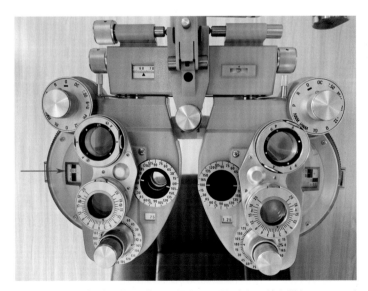

图 5-6 被检者诉不能看清 1.0 视标，回退到上一格（增加 +0.25D）
后进行红绿试验（OD：−2.00DS/−0.75DC×165；OS：−1.00DS/
−1.25DC×180）

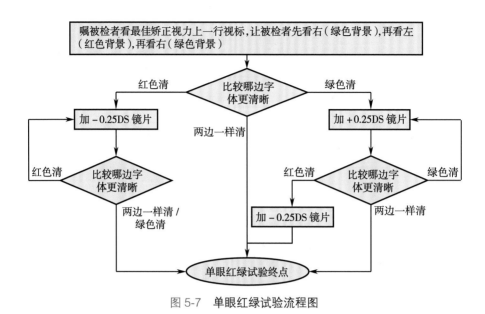

图 5-7 单眼红绿试验流程图

（2）根据患者回答调整球镜度数，每次调整 0.25D（图 5-8，图 5-9）。

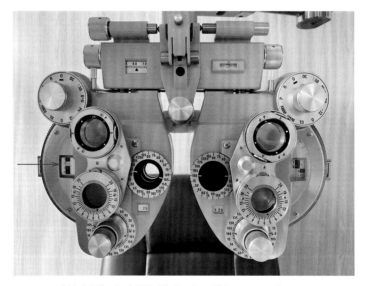

图 5-8 被检者诉红色半视标清楚，右眼增加 −0.25D（OD：−2.25DS/−0.75DC×165；OS：−1.00DS/−1.25DC×180）

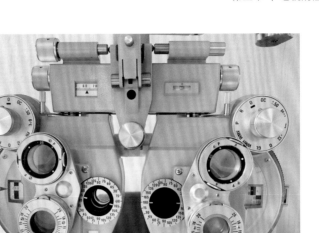

图 5-9 再次让被检者先看绿色半视标,再看红色半视标,再看绿色半视标,比较哪侧视标更清楚,被检者诉右边绿色半字体清楚,右眼增加 +0.25D,此时为红绿终点(OD:−2.00DS/−0.75DC×165;OS:−1.00DS/−1.25DC×180)

2. 终点判断 有以下两种方法。

(1)小而黑的终点:在去雾视过程中,减少 +0.25D(增加 −0.25D),问视标是"更清晰"还是"变小或者变黑",如果更小更黑了,则证明过矫,需要把 +0.25D 加回来,此为去雾视终点。

(2)最佳视力的终点:如果被检者的主觉视力已经达到最佳,或增加 −0.25D,被检者诉增加镜片后视力无法提升,则将 −0.25D 回退,此为终点。

三、Jackson 交叉柱镜确定散光

(一)散光轴向的确定

Jackson 交叉柱镜(Jackson cross cylinders,JCC)确定散光轴向的流程图见图 5-10。

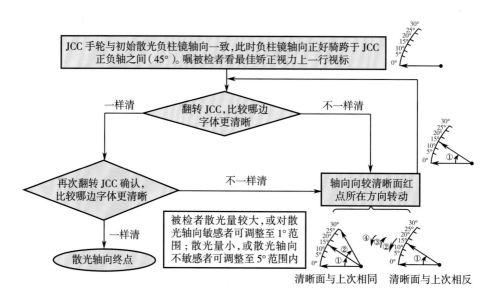

图 5-10 散光轴向的确定流程图

操作步骤举例如图 5-11~ 图 5-15 所示。

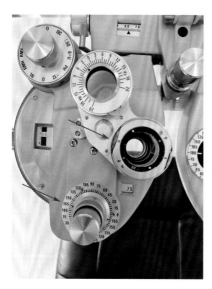

图 5-11 将 Jackson 交叉柱镜(Jackson cross cylinders, JCC) 转至窥孔前,将 JCC 手轮位置调至同柱镜轴向一致 (OD：–2.00DS/–0.75DC×165; OS：–1.00DS/–1.25DC×180)

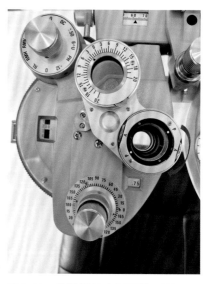

图 5-12 先给被检者呈现第一面,2~3 秒后翻转 JCC 至另外一面,让患者比较哪一面更清晰

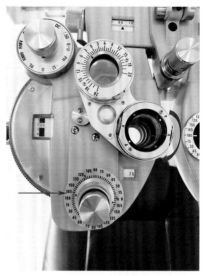

图 5-13 被检者诉这一面（即第二面）更清晰，将散光负柱镜轴向向红点方向转动 15°（OD：−2.00DS/−0.75DC×180；OS：−1.00DS/−1.25DC×180）

图 5-14 再次翻转 JCC，问哪面更清晰，被检者诉这一面更清晰，将散光负柱镜轴向向红点方向转动 10°（OD：−2.00DS/−0.75DC×170；OS：−1.00DS/−1.25DC×180）

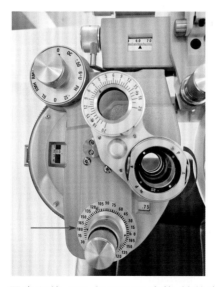

图 5-15 再次翻转 JCC，问哪面更清楚，被检者诉这一面更清晰，将散光负柱镜轴向向红点方向转动 5°；再次翻转 JCC，被检者诉两面一样清楚，此为散光轴向终点（OD：−2.00DS/−0.75DC×175；OS：−1.00DS/−1.25DC×180）

（二）散光度数的确定

流程图见图 5-16。

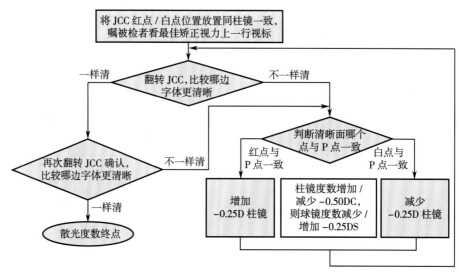

图 5-16　散光度数的确定流程图

操作步骤举例如图 5-17~ 图 5-22 所示。

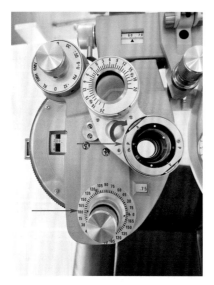

图 5-17　将 JCC 旋转 45° 使 JCC
红点或者白点位置同柱镜轴向一致

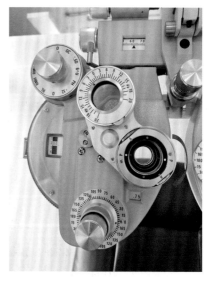

图 5-18　翻转 JCC,让被检者比较
哪一面更清晰(这是第一面)

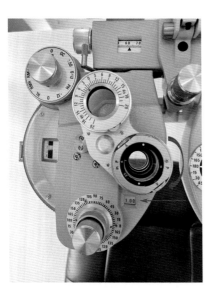

图 5-19 被检者诉这一面（即第二面）更清晰，即红点与柱镜轴向一致时较为清晰，则散光度数增加 −0.25D（OD：−2.00DS/−1.00DC×170）

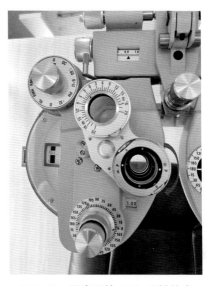

图 5-20 再次翻转 JCC，让被检者比较哪一面更清晰

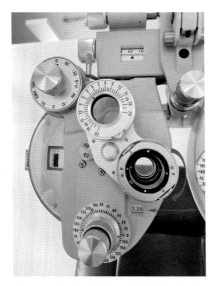

图 5-21 被检者诉这一面更清晰，此时红点与柱镜轴向一致时较为清晰，则散光度数再增加 −0.25D，球镜度数减少 −0.25D（OD：−1.75DS/−1.25DC×170）

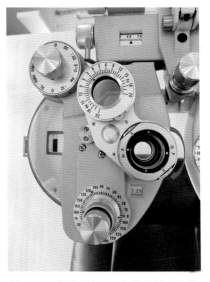

图 5-22 再次翻转 JCC，让被检者比较哪一面更清晰，被检者诉一样清晰

四、再次单眼 MPMVA

若 JCC 调整散光柱镜轴向和度数后没有发生改变，则不进行再次 MPMVA。否则再次进行单眼 MPMVA，步骤同初次 MPMVA。具体举例如下（图 5-23~ 图 5-29）。

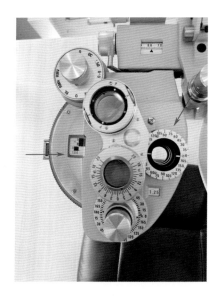

图 5-23　右眼重新雾视使被检者视力在 0.3~0.5 之间（本例雾视 +0.75D，雾视后被检者屈光度为 OD：−1.00DS/−1.25DC × 170）

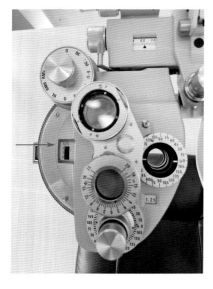

图 5-24　被检者右眼去雾视减少 +0.25D，询问被检者能看清哪一行，此被检者能看清 0.6 视标（OD：−1.25DS/−1.25DC × 170）

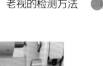

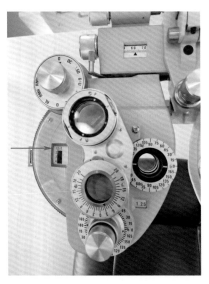

图 5-25 被检者右眼去雾视减少+0.25D,询问被检者能看清哪一行,此被检者能看清 0.8 视标(OD:−1.50DS/−1.25DC×170)

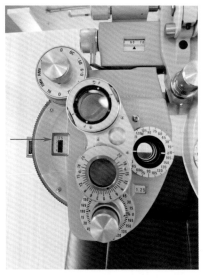

图 5-26 被检者右眼去雾视减少+0.25D,询问被检者能看清哪一行,此被检者能看清 1.0 视标(OD:−1.75DS/−1.25DC×170)

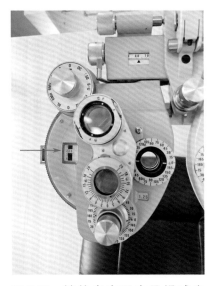

图 5-27 被检者右眼去雾视减少+0.25D,询问被检者能看清哪一行,此被检者能看清 1.2 视标(OD:−2.00DS/−1.25DC×170)

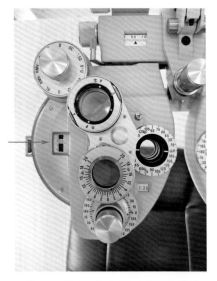

图 5-28 被检者右眼去雾视减少+0.25D,被检者诉不能看清 1.5 视标(OD:−2.25DS/−1.25DC×170)

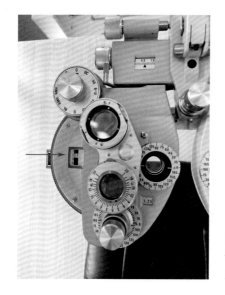

图 5-29 将增加的 −0.25D 回退,右眼单眼最佳矫正视力为 1.2,此时为右眼单眼主觉验光终点(OD:−2.00DS/−1.25DC × 170)

五、左眼单眼远距主觉验光

同右眼,具体不再赘述。左眼结果举例如下(图 5-30)。

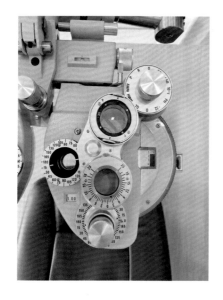

图 5-30 左眼重复右眼上述步骤,最终左眼单眼最佳矫正视力为 1.2,此时为左眼单眼主觉验光终点(OS:−1.25DS/−1.00DC × 10)

六、双眼平衡

双眼平衡只能在双眼视力均已在单眼验光中达到近似或同样清晰的情况下使用,如果左右眼最佳矫正视力相差两行或以上,无须进行双眼平衡。双眼平衡的目的是通过双眼视觉平衡进一步放松调节,减少或消除单眼主觉验光的误差。

流程图见图 5-31。

操作步骤举例如图 5-32~ 图 5-35 所示。

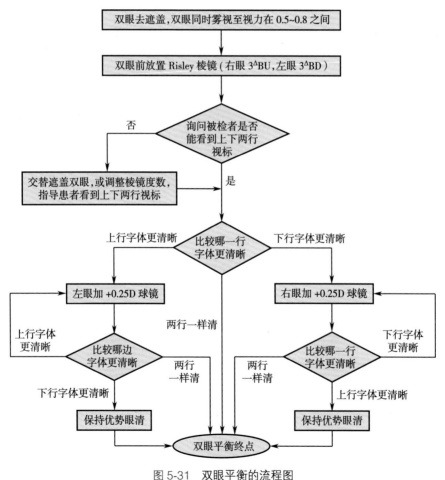

图 5-31　双眼平衡的流程图

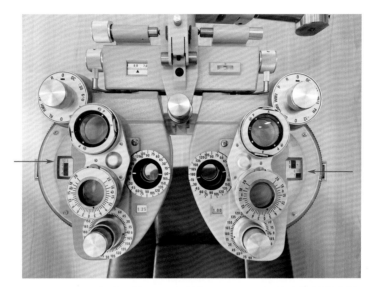

图 5-32 双眼窥孔开放,双眼眼前加 +0.75D 雾视镜片使被检者视力在 0.5~0.8 之间,被检者屈光度为 OD:−1.25DS/−1.25DC×170,OS:−0.50DS/−1.00DC×10;该被检者雾视后最佳视力为 0.8,嘱被检者注视 0.6 单行视标

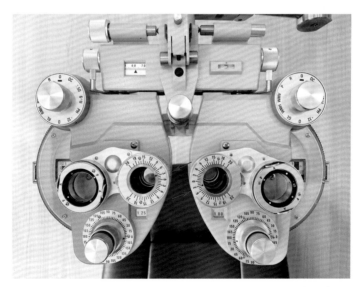

图 5-33 将垂直棱镜转至窥孔前,打破融像,在右眼前加 3△~4△ BU 棱镜,在左眼前加 3△~4△ BD 棱镜,确认被检者可以看到上下两行视标,此时被检者右眼看到的是下行视标,左眼看到的是上行视标,询问被检者上下两行视标哪行更清晰

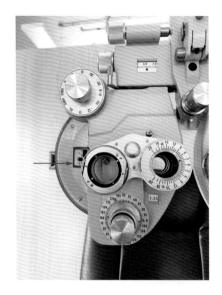

图 5-34　被检者诉下一行视标更清晰,则将右眼球镜度数减少 −0.25D(OD: −1.00DS/−1.25DC× 170; OS: −0.50DS/−1.00DC×10)

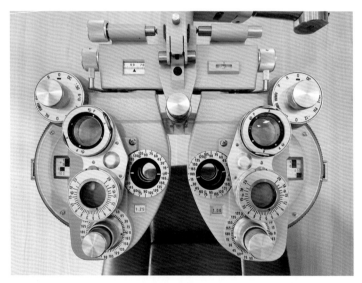

图 5-35　再次询问被检者两行视标是否同样模糊还是上下哪行相对更清晰, 被检者诉上下两行一样模糊,将垂直棱镜移去,进行下一步双眼 MPMVA

七、双眼 MPMVA

双眼 MPMVA 是在双眼调节平衡基础上进行去雾视的过程。双眼调节平衡达到终点后,移去棱镜,以 +0.25D 的增率双眼同时减少正度数镜片直至视力无法再提高,步骤同单眼 MPMVA,只是双眼同时进行(图 5-36~ 图 5-40)。

终点的确认有三种方法。

(1)红绿试验:步骤同单眼。如果不能做到一样清楚,则当绿色半视标较清楚时,增加 +0.25D 时变成红色半(one into red)清楚时为终点。

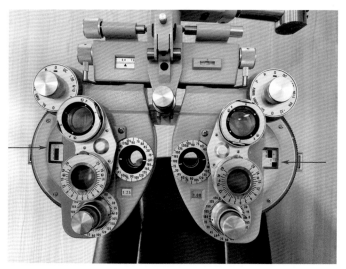

图 5-36 被检者双眼减少 +0.25D,询问被检者能看清哪一行,此被检者能看清 0.8 视标
(OD:−1.25DS/−1.25DC × 170, OS:−0.75DS/−1.00DC × 10)

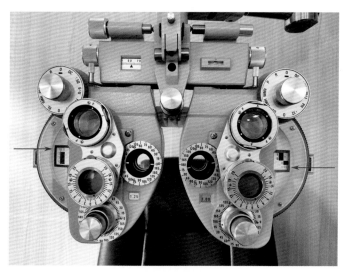

图 5-37 被检者双眼减少 +0.25D,询问被检者能看清哪一行,此被检者能看清 1.0 视标
(OD:−1.50DS/−1.25DC × 170, OS:−1.00DS/−1.00DC × 10)

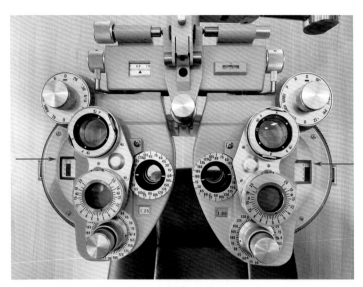

图 5-38　被检者双眼增加 –0.25D，询问被检者能看清哪一行，此被检者能看清 1.2 视标
（OD：–1.75DS/–1.25DC × 170，OS：–1.25DS/–1.00DC × 10）

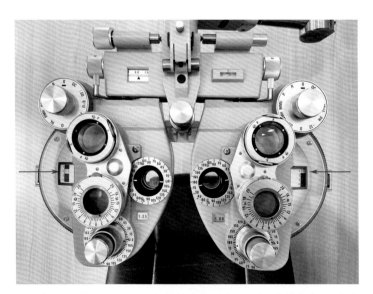

图 5-39　被检者双眼增加 –0.25D，询问被检者能看清哪一行，此被检者 1.5 视标不能看清
（OD：–2.00DS/–1.25DC × 170，OS：–1.50DS/–1.00DC × 10）

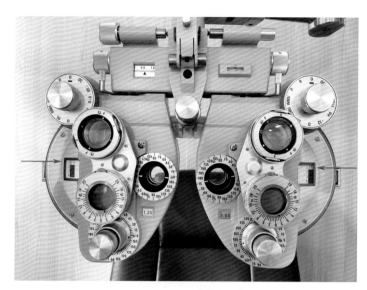

图 5-40 将双眼增加的 −0.25D 回退（OD：−1.75DS/−1.25DC×170，
OS：−1.25DS/−1.00DC×10）

（2）小而黑的终点：步骤同单眼。

（3）最佳视力的终点：步骤同单眼。

双眼红绿试验流程图见图 5-41。

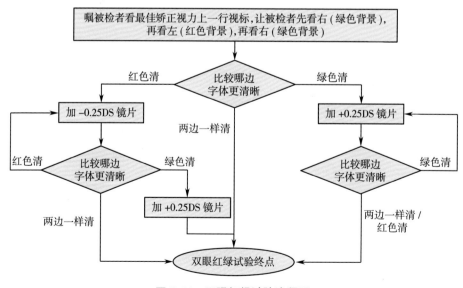

图 5-41 双眼红绿试验流程图

选择投影视力表的红绿背景视标,让被检者注视最好视力上面一行视标（如最好视力为1.2,则选择1.0视力一行）,让被检者先看绿色半视标,再看红色半视标,再看绿色半视标,比较哪侧视标更清楚（图5-42,图5-43）。

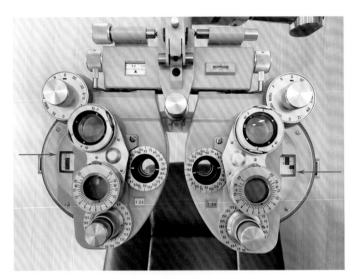

图5-42 被检者诉绿色半视标更清楚,双眼同时减少 −0.25D
（OD：−1.50DS/−1.25DC×170, OS：−1.00DS/−1.00DC×10）

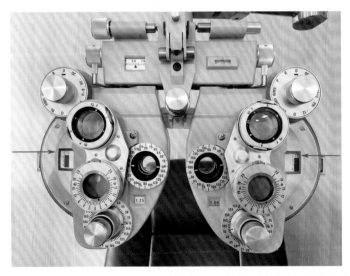

图5-43 再次嘱被检者先看绿色半视标,再看红色半视标,再看绿色半视标,问被检者哪边清晰,被检者诉红色半视标清晰,此为双眼红绿试验终点（OD：−1.75DS/−1.25DC×170, OS：−1.25DS/−1.00DC×10）

第二节　老视近附加度数的验配程序

老视的验配是在双眼屈光不正矫正的基础上,进行近附加的测量和调整,流程图见图 5-44。

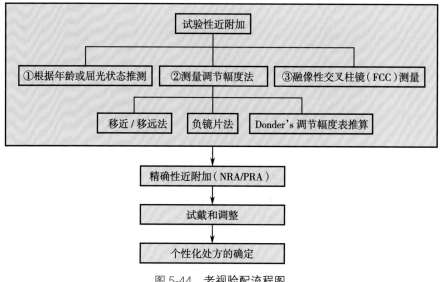

图 5-44　老视验配流程图

本节以一位 48 岁女性为例,介绍老视验配流程。其远用处方:OD −1.75DS/ −1.25DC × 170 , OS −1.25DS/−1.00DC × 10。

一、试验性近附加的确定

（一）调节幅度法

调节幅度是被检者具有的最大调节力,指调节远点与调节近点之间的屈光力之差。因为正视眼的远点在无穷远,所以对于正视眼或屈光不正全矫者而言,其近点距离的倒数即为其调节幅度。调节幅度的检查方法主要有三种:移近/移远法、负镜片法和 Donder's 表法。Donder's 表法是一种简单的查表法,简便快捷,但是由于没有个性化处理所以该方法的精确性和准确性都不高。下文介绍前两种方法。由于移近法和移远法测量结束时视标距离被检者较近,视标的视角在近处会比较大,在移近法中,随着视标逐渐移近,被检者看到视标逐渐增大,同时可能诱发一定量近感知调节,而负镜片法测量调节幅度时需要不断增加负镜片,负镜片对物像有缩小作用,故视标的视角会逐渐减小,所以测量结果会有明显的差别,通常情况下负镜片法测量出的数值比移近法会小 2D 或 2D 以上。临床上一般建议使用移近法测量调节幅度,这样对调节异常的诊断更有意义。此外,相隔一段时间的两次测量调节幅度建议使用同一个方法,以便观察调节幅度是否有变化。

1. 移近/移远法(图 5-45~ 图 5-49)

(1)将被检者远用处方设置在综合验光仪上,将近视力表放置在眼前40cm 处。先测量右眼,再测量左眼。

(2)让被检者一眼注视视标(近距最好视力的上一行视标),将视标从40cm 处缓慢移向被检者,告诉被检者出现视标持续模糊时报告,此时视标与眼镜平面的距离为移近法的终点。要求被检者仍注视该行视标,被检者将视力表继续移近至视标模糊后,然后缓慢移远,直到被检者报告视标再次变清晰为止,此时视标与眼镜平面的距离为移远法的终点。调节幅度为终点距离的

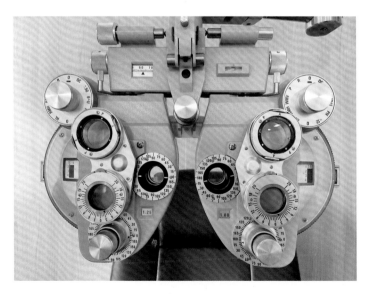

图 5-45 将远用处方调整在综合验光仪上,设置近瞳距,
打开照明,先测量右眼,后测量左眼

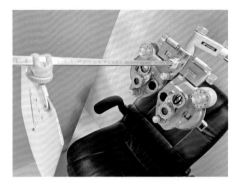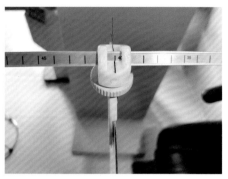

图 5-46 将近视力表放在 40cm 位置

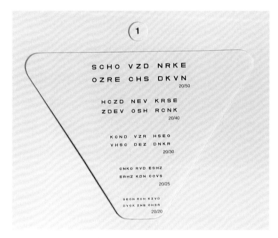

图 5-47 让被检者注视近距最好视力的上一行视标

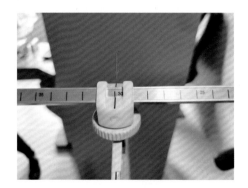

图 5-48 将视标从 40cm 处缓慢移向被检者,告诉被检者出现视标持续模糊时报告,被检者在 30cm 处报告视标出现持续模糊,此为移近法的终点

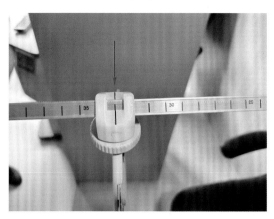

图 5-49　要求被检者继续注视该视标,继续移近,然后缓慢移远,
直至被检者报告视标再次清晰为止,此为移远法的终点

倒数。移近法测得的调节幅度往往高于移远法得到的调节幅度,临床上往往取移近法和移远法测得的调节幅度的平均值作为被检者的调节幅度。

此被检者右眼调节幅度 =(1/0.30m+1/0.33m)/2=3.18D。

2. 负镜片法(图 5-50)　选择近距最好视力的上一行视标,将视标固定在40cm 处,先右眼再左眼,眼前逐渐增加负镜片度数直至被检者不能看清视标

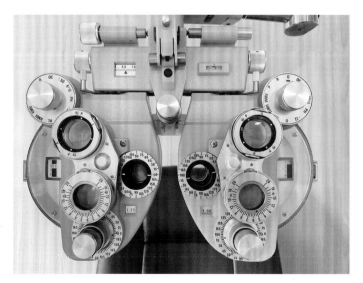

图 5-50　将视标固定在 40cm 处,让被检者注视近距最好视力的上一行视标,先右眼再左眼,眼前逐渐增加负镜片度数直至被检者不能看清视标并保持视标持续模糊,退回到前一镜片

并保持视标持续模糊,退回到前一片。调节幅度即为所增加负镜片总度数(取正值)加上工作距离的屈光度(2.50D)。负镜片法中,随着负镜片度数的增加,被检者看到的视标逐渐变小。而在移近法中,随着视标逐渐移近,被检者看到视标逐渐增大,同时可能诱发一定量近感知调节。所以移近法测得的调节幅度往往高于负镜片法测得的结果。

此被检者右眼调节幅度 = 所加负镜片总度数(取正值)(+0.50D)+ 工作距离屈光度(+2.50D)=+3.00D。

3. Donder's 调节幅度表　见表 5-1。

表 5-1　Donder's 调节幅度表

年龄 / 岁	调节幅度 /D	年龄 / 岁	调节幅度 /D
10	14.00	45	3.50
15	12.00	50	2.50
20	10.00	55	1.75
25	8.50	60	1.00
30	7.00	65	0.50
35	5.50	70	0.25
40	4.50	75	0.00

被检者 48 岁,根据表格查得被检者调节幅度约 2.50D。

被检者在付出自身调节储备的一半及以下进行近距离阅读时才感觉舒适持久,患者在习惯性近距离阅读上所需的调节力减去被检者调节幅度的一半为被检者的初始近附加。

试验性近附加 =1/0.4m− 调节幅度 /2

(1)移近 / 移远法所得试验性近附加 =1/0.4m− 调节幅度 /2=2.50D−3.18D/2=+0.91D ≈ +1.00D。

(2)负镜片法所得试验性近附加 =1/0.4m− 调节幅度 /2=2.50D−3.00D/2=+1.00D。

(3)Donder's 调节幅度表所得试验性近附加 =1/0.4m− 调节幅度 /2=2.50D−2.50D/2=+1.25D。

（二）根据年龄和原有屈光不正状况推测法

根据年龄和原有屈光不正状况为依据，直接推测试验性近附加度数（表5-2）。

表 5-2　根据年龄和原有屈光不正状况推测的试验性近附加度数

年龄 / 周岁	近视 / 正视 /D	低度远视 /D	高度远视 /D
33~37	0	0	+0.75
38~43	0	+0.75	+1.25
44~49	+0.75	+1.25	+1.75
50~56	+1.25	+1.75	+2.25
57~62	+1.75	+2.25	+2.50
>63	+2.25	+2.50	+2.50

被检者48岁，远用处方：OD−1.75DS/−1.25DC×170，OS−1.25DS/−1.00DC×10，根据表格查得被检者初始近附加为+0.75D。

（三）融像性交叉柱镜测量法

调节刺激为诱发个体产生调节的物体，一般指放置在眼前近距的某注视目标，以该视标至眼镜平面的距离（m）的倒数来表达调节刺激的量。调节反应为个体应对某调节刺激所产生的实际调节。调节反应大于调节刺激称为"调节超前"，调节反应小于调节刺激称为"调节滞后"。调节反应可通过动态检影法和融像性交叉柱镜（fused cross cylinder，FCC）测量法得到，调节刺激与调节反应所测屈光度差值即为被检者的调节滞后量，通过测量被检者调节滞后情况来确定所需要的试验性近附加度数。

FCC测量方法在JCC辅助下完成，双眼测量。FCC视标为两组互相垂直的直线，检查时在被检者眼前加上JCC，将负柱镜轴向设置在90°轴向（红点在垂直位），视网膜上的像由于附加了这个交叉柱镜后从原来的一个焦点变成两条互相垂直的焦线，水平焦线在视网膜前面0.50D，垂直焦线落在视网膜后面0.50D。当调节反应等于调节刺激时，最小弥散斑落在视网膜上，被检者看到水平和垂直两组线条一样清楚。当被检者调节不足时，最小弥散光圈不能聚焦到视网膜上，而是在视网膜后，此时感觉横线比竖线清晰一点，此时给被检者加正镜片，直至最小弥散光斑前移至视网膜上，被检者诉横竖一样清晰时，此时所加正镜片度数为初始近附加度数。FCC流程图见图5-51。

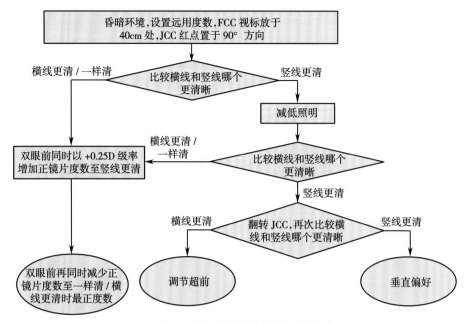

昏暗环境,设置远用度数,FCC 视标放于
40cm 处,JCC 红点置于 90° 方向

横线更清/一样清 ← 比较横线和竖线哪个
更清晰 → 竖线更清

减低照明

双眼前同时以 +0.25D 级率
增加正镜片度数至竖线更清 ← 横线更清/
一样清 ← 比较横线和竖线哪个
更清晰 → 竖线更清

翻转 JCC,再次比较横
线和竖线哪个更清晰

横线更清 → 调节超前

竖线更清 → 垂直偏好

双眼前再同时减少正
镜片度数至一样清/横
线更清时最正度数

图 5-51 FCC 测量初始近附加流程图

操作步骤举例见图 5-52~ 图 5-58 所示。

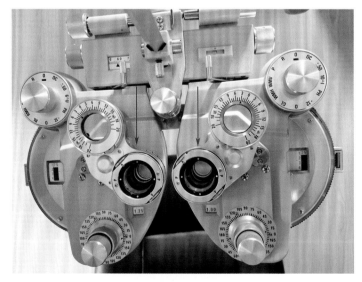

图 5-52 将远用处方设置在综合验光仪上,昏暗环境下测量双眼,
将 JCC 放置在双眼前,负柱镜轴位(红点)置于 90° 方向(OD:
−1.75DS/−1.25DC×170, OS:−1.25DS/−1.00DC×10)

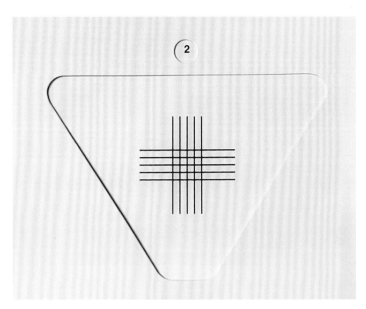

图 5-53　将 FCC 视标放于 40cm 处,让被检者比较
FCC 视标中水平线清晰还是垂直线清晰

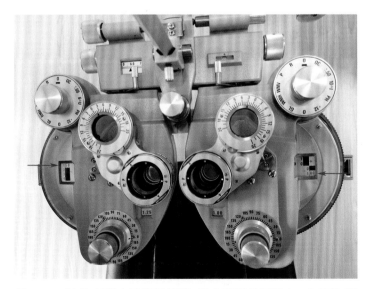

图 5-54　被检者诉水平线更清晰,则在双眼前同时加 +0.25D,再
次询问被检者比较 FCC 视标中水平线清晰还是垂直线清晰(OD:
−1.50DS/−1.25DC × 170, OS: −1.00DS/−1.00DC × 10)

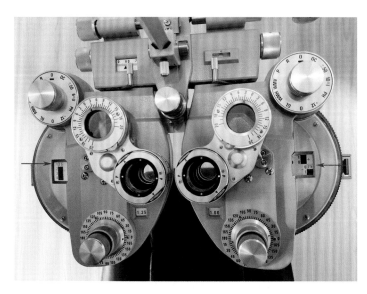

图 5-55 被检者诉水平线更清晰,则在双眼前再同时加 +0.25D,再次询问被检者比较 FCC 视标中水平线清晰还是垂直线清晰(OD:−1.25DS/−1.25DC × 170, OS:−0.75DS/−1.00DC × 10)

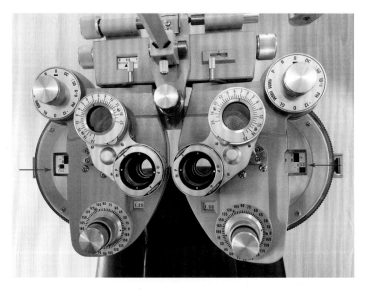

图 5-56 被检者诉水平线更清晰,则在双眼前再同时加 +0.25D,再次询问被检者比较 FCC 视标中水平线清晰还是垂直线清晰(OD:−1.00DS/−1.25DC × 170, OS:−0.50DS/−1.00DC × 10)

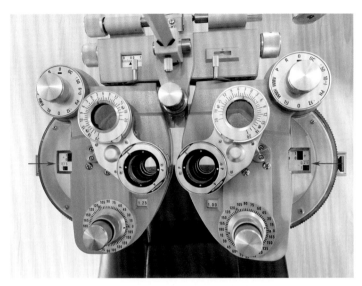

图 5-57　被检者诉水平线更清晰,则在双眼前再同时加 +0.25D,再次询问被检者比较 FCC 视标中水平线清晰还是垂直线清晰(OD: −0.75DS/−1.25DC×170, OS: −0.25DS/−1.00DC×10)

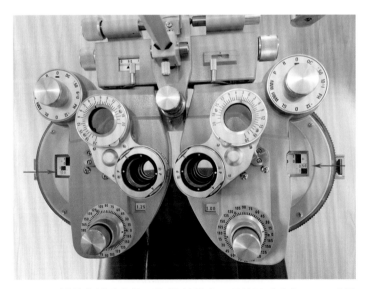

图 5-58　被检者诉垂直线更清晰,被检者双眼前同时减少 +0.25D(增加 −0.25D),再次询问被检者比较 FCC 视标中水平线清晰还是垂直线清晰(OD: −1.00DS/−1.25DC×170, OS: −0.50DS/−1.00DC×10),被检者诉水平线和垂直线一样清,此为 FCC 终点,测得初始近附加为 +0.75D

二、精确性近附加的确定

负相对调节（negative correlation regulation, NRA）是指在双眼付出一定量调节和集合的基础上，保持集合不变，能放松的最大调节量，即在全矫再加上初始近附加度数的基础上，加正镜片至模糊，所增加的正镜屈光度数为负相对调节。正相对调节（positive correlation regulation, PRA）是指在集合保持固定状态下，能调动的最大调节量，即在远矫再加上初始近附加度数的基础上，加负镜片至模糊，所增加的负镜屈光度数为正相对调节。NRA/PRA 是在双眼保持正常融像的前提下，被检眼增加调节和放松调节的能力。

操作步骤举例如图 5-59~ 图 5-63 所示。

被检者精确近附加 = 初始近附加 +（NRA+PRA）/2=+1.00D+［ +2.00D+（−1.00D）］/2=+1.50D。

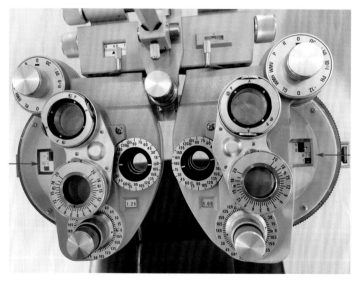

图 5-59　将初始近附加的度数设置在综合验光仪上，双眼测量，充足照明（ OD：−0.75DS/−1.25DC×170, OS：−0.25DS/−1.00DC×10 ）

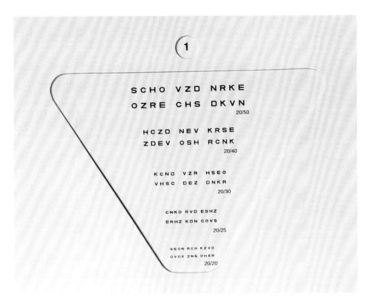

图 5-60　嘱被检者注视近视力表最佳视力上一行视标

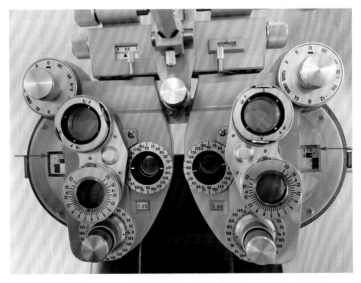

图 5-61　先做 NRA,双眼同时增加正镜片(以 +0.25D 为级率)直至被检者首次报告视标持续模糊,退回到前一片,记录增加的正镜片总屈光度(NRA 值),被检者 NRA=+2.00D

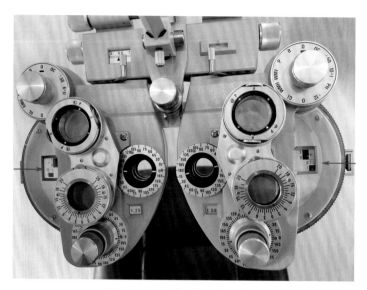

图 5-62　回到初始近附加度数

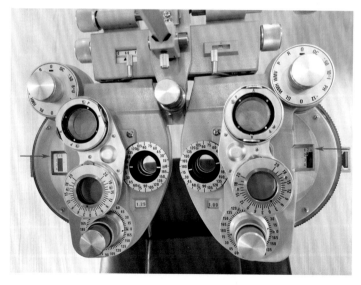

图 5-63　测量 PRA，双眼同时增加负镜片（以 −0.25D 为增率）直至被检者报告视标持续模糊，退回到前一片，记录增加的负镜片总屈光度（PRA 值），被检者 PRA=−1.00D

三、个性化调整处方

嘱被检者双眼同时注视近视力表最佳视力的上一行视标,保持视标的清晰,缓慢将视标移近,直至被检者报告出现视标模糊,测量视标卡离眼镜平面距离。将视力表回到原位,嘱被检者双眼同时注视近视力表最佳视力的上一行视标,保持视标的清晰,缓慢将视标移远,直至被检者报告出现视标模糊,测量视标卡离眼镜平面距离。以上两个距离之间即为清晰阅读距离,原则上应使被检者的习惯阅读距离落在清晰阅读的中点,若中点比习惯阅读距离要远,证明近附加不够,增加相应的阅读近附加(增加 +0.25D 后重新测量);若中点比习惯阅读距离要近,证明近附加过量,减少相应的阅读近附加(减少 +0.25D 后重新测量)。测量单眼及双眼近视力,原则上最佳矫正近视力应与最佳矫正远视力相同(图 5-64)。

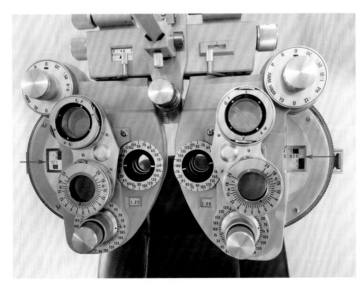

图 5-64 将精确性近附加设置在综合验光仪上,充足照明,双眼测量,将近视力表放在被检者习惯阅读距离 40cm 处,嘱被检者注视最佳视力上一行,将视力表逐渐移远至视标刚好模糊,此为最远清晰点,被检者为 50cm,对应屈光度 +2.00D;将视力表逐渐移近至视标刚好模糊,此为最近清晰点,被检者为 33cm,对应屈光度 +3.00D,此时被检者近附加度数合适

嘱被检者配戴试镜架,在充分照明情况下让被检者手持近视力表或阅读材料,放在习惯阅读距离进行阅读 10~15 分钟,确认患者可以清晰舒适持久阅读,最后确定处方。

试戴患者无不适。

最终远用处方:OD −1.75DS/−1.25DC × 170,OS −1.25DS/−1.00DC × 10,Add:+1.50D。

总结展望

老视近附加的测量是在远用度数矫正后的基础上进行的。近附加的测量方法有多种,需要根据临床实际进行灵活应用。在老视验配中应该根据被检眼实际的调节参数和用眼习惯进行精确的调整和验配,规范科学个性化的老视验配明显优于经验验配。一些特殊的老视验配需要注意,比如白内障术后人工晶状体眼的近附加验配不随年龄的增加而增加,应待角膜散光稳定后根据被测的调节参数进行精确的验配,而不能简单地按照经验公式开出处方。

(黄锦海 何欢欢)

参考文献

[1] 瞿佳.眼视光学理论和方法.3 版.北京:人民卫生出版社,2018.
[2] 刘祖国.眼科学基础.北京:人民卫生出版社,2004.
[3] 王光霁.视光学基础.2 版.北京:高等教育出版社,2015.

第六章

老视的框架眼镜矫正

🔍 **导语**

老视的矫正方法目前主要包括手术矫正和非手术矫正。非手术方案中,配戴框架眼镜是矫正老视最传统的方法。老视框架眼镜主要分为三种:单焦点、双焦点和渐变多焦点框架眼镜。本章将对以上三种框架眼镜的光学特性、设计和验配等进行介绍。

🔍 **关键词**

老视矫正　框架眼镜　单焦点框架眼镜　双焦点框架眼镜　渐变多焦点框架眼镜

第一节　单焦点框架眼镜

一、概述

在公元 1250 年左右,英国修士罗杰·培根(Roger Bacon)在书中首次提出了老视问题并给出了通过类似正镜片的媒介物质将字体放大的解决方案。同一时期,一些欧洲工匠将两个正镜片安装在一个合适的框架中,创造了第一副手持式老视患者的阅读眼镜。18 世纪,眼镜上安装了可折叠侧臂,逐渐成为如今的样式。

单焦点框架眼镜即单光镜,只有一个屈光力,可以在一个距离上提供清晰的视力。该眼镜在整个镜片区域内仅有一个焦点,使其对某个距离清晰成像,矫正该距离的视力,而无法矫正远视力。一般适用于正视或视远、视近切换频率低的患者使用。

二、单焦点框架眼镜的验配

验配时,需要对患者进行主觉验光和近附加测量,得到视远和视近的处方。验配流程详细见第五章。

三、单焦点框架眼镜的优缺点

优点:①配戴容易适应,视近舒适度好;②价格相对便宜;③验配、镜片生产及加工要求低。

缺点:①外出携带不方便;②使用距离单一,视远时需要换成远用眼镜或摘镜;③容易让他人发现配戴者患有老视。

第二节 双焦点框架眼镜

一、概述

由于单焦点框架眼镜视远、视近时有需要换镜的不足,1784 年,美国科学家本杰明·富兰克林(Benjamin Franklin)对其进行了改造。他将两种镜片各切一半,放在同一个圆圈里,形成了分光双焦点镜片。这是一系列老视患者双焦点、三焦点和渐进式镜片的前身。

双焦点框架眼镜即双光镜,将两种不同的屈光度整合到同一镜片上,具有两个不同的屈光力区域。该眼镜视远部分为视远区,视近部分为视近区或称为阅读区,两区的屈光度差值等于患者近附加度数。考虑患者的生活习惯,一般将镜片上半部分设计为视远区,下半部分为视近区,且视远区的视场较视近区大。

二、双焦点镜片的分类

（一）根据视近区的附加工艺分类

1. 熔合型双焦点镜片 一般由两种不同折射率的玻璃材料制造。将较高折射的材料作为子片,在高温下熔入使用折射率较低材料制成的镜片主片的凹陷区,子片分界线外观上不明显(图 6-1A)。

2. 整体型双焦点镜片 由同种玻璃或树脂材料制造。通过改变镜片的表面曲率加工子片度数,分界线较明显(图 6-1B)。

3. 胶合型双焦点镜片 通过胶使子片黏附在主片上。子片的形式和尺寸较其他两种更具多样性(图 6-1C)。

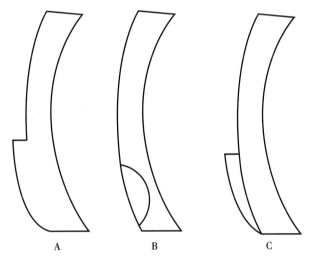

图 6-1 双焦点镜片视近区的附加工艺
A. 熔合型双焦点镜片;B. 整体型双焦点镜片;C. 胶合型双焦点镜片。

（二）根据子片（视近区）形状分类

1. 圆顶双焦点镜片 子片为圆形,直径为 22~40mm。产生的像跳较小(图 6-2A)。

2. 平顶双焦点镜片(D 型双焦点镜片) 是将圆形子片的顶部切割,余下部分为子片。其光学中心在子片顶下方 4.5~5mm,直径范围为 22~45mm(图 6-2B)。

3. 一线双焦点镜片(E型双焦点镜片) 由远用单焦点镜片和近用单焦点镜片分别切割后对接而成。近用区域较大,较平顶双焦点镜片更厚、更重(图6-2C)。

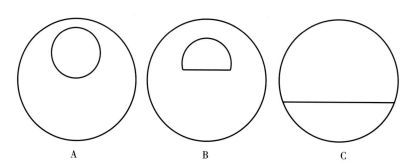

图 6-2 双焦点镜片的子片(视近区)形状
A. 圆顶双焦点镜片;B. 平顶双焦点镜片;C. 一线双焦点镜片。

三、双焦点镜片的验配

老视患者验配流程同单焦点镜片,分别得到视远和视近两个处方。然后进行子片定位,需考虑垂直和水平两个方向。测量时,注意嘱患者保持第一眼位。

(一)子片的垂直定位(确定子片顶位置)(图6-3)

1. 无特殊要求 角膜下缘(被眼睑遮盖时,选择下睑缘)。

2. 要求视近为主 瞳孔下缘和虹膜下缘之间的中点。

3. 要求视远为主 较第一种情况(角膜下缘)低3~5mm。

测量步骤如图6-4所示。

(二)子片的水平定位(确定单眼瞳距)

测量步骤如图6-5所示。

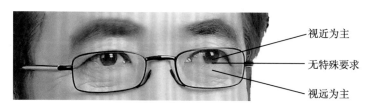

图 6-3 子片的垂直定位

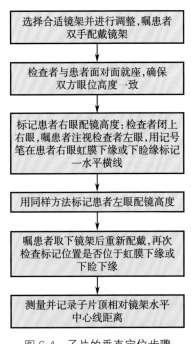

图 6-4 子片的垂直定位步骤

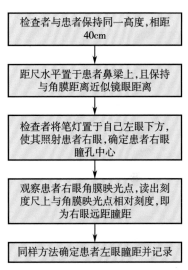

图 6-5 子片的水平定位步骤

四、双焦点镜片的优缺点

优点:视远、视近时无须更换眼镜。

缺点:①存在像跳和像位移;②视近时可能产生棱镜效应;③不美观,视远和视近区分割线明显;④容易让他人发现配戴者患有老视。

第三节　渐变多焦点框架眼镜

一、概述

渐变多焦点镜片的设计理念和首次尝试可追溯到 1909 年。Grandperret 于 1956 年首次成功尝试并获得专利。名为 VARILUX 1 的镜片被认为是第一代渐变多焦点镜片。

渐变多焦点框架眼镜在镜片上具有渐变的屈光度,是一种可以同时看清远、中、近距离物体的眼镜。渐变多焦点框架眼镜克服了一些单焦点框架眼镜和双焦点框架眼镜的局限点,使患者获得连续的清晰视觉。随着科技和生活水平的发展,渐变多焦点框架眼镜已成为越来越多老视患者的选择。

渐变多焦点镜片在构造上共分为四个部分,即视远区、视近区、过渡区和周边区。镜片中央区域从上至下分别为视远区、过渡区和视近区,两侧区域为周边区(图 6-6)。同双焦点镜片相似,渐变多焦点镜片也是视远区域范围较视近区域大。视远区的屈光度和视近区的屈光度均为固定值。过渡区又称渐变区,顾名思义,是由视远区逐渐向视近区过渡的区域,其近附加度数由上至下逐渐增加。周边区由于镜片上表面曲率的改变,可能出现像差和棱镜效应,导致患者视物模糊或变形,而目前现有技术尚无法消除。

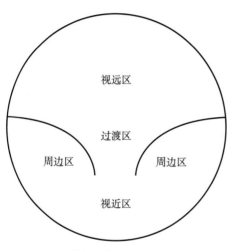

图 6-6 渐变多焦点镜片的分区构造

渐变多焦点镜片设计上的主要参数包括:视远区的宽度、过渡区的宽度、过渡区的长度、视近区的宽度及视近区的长度等。对于以上参数,如今一些渐变多焦点镜片可以根据患者日常生活习惯和个人需求进行个性化定制,以提高患者舒适度。目前我国市场上较常见的渐变多焦点镜片主要包括蔡司、尼康和依视路等品牌,其主要系列产品特点见表 6-1 及图 6-7。

二、渐变多焦点镜片的验配

首先得到患者的视远和视近处方(流程见第五章),然后进行镜架的选择和调整以及配镜参数的测量。选择镜架时需满足以下条件。

1. 具有足够的垂直高度,镜架垂直方向上,最低点距患者瞳孔中心至少20mm,最高点距患者瞳孔中心至少 10mm。

2. 具有足够的鼻侧区域,以便为患者提供宽阔的视近区。

3. 具有鼻托,以便调整配镜高度。

表 6-1 各品牌渐变多焦点镜片特点*

品牌	依视路（图 6-7）		尼康（图 6-8）			蔡司（图 6-9）		
类型	万里路®X 系列	万里路睿视® 3.0	大师系列 AP	大师系列	大师系列至臻型	典锐 2.0	纯锐 2.0	新三维博锐
特点	1. 无须过多移动头部 2. 由远及近视觉清晰，强化视近需求（40~70cm） 3. 提升视野，冰动影响小 4. 优先优化主视眼，提升视觉反应速度	1. 消除高阶像差 2. 分辨率高 3. 由远及近视觉清晰 4. 个性化（内包角、前倾角、镜角距）	1. 控制变形的面积和方向优化 2. 增加镜片使用面积 3. 消除视域上模糊的视觉感受	1. 减小盲区 2. 光学性能稳定	1. 双眼匹配（左、右眼视觉控制在同一方向上，消除模糊） 2. 减小盲区，加宽视野	1. 减轻视疲劳 2. 优化视觉，不同距离快速变焦	1. 优化视觉 2. 自由选择镜架	1. 综合考虑镜片，镜框与面部的匹配程度，优化视觉区域 2. 眼睛，镜片，镜架系统匹配，利用三维立体视觉

* 表中数据均来自各品牌官网。

85

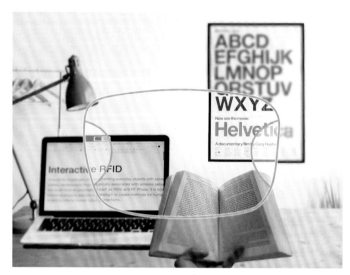

图 6-7 渐变多焦点镜片

患者选取心仪镜架后,调整镜架以确保患者戴镜后具有足够的有效视场。调整内容包括:①镜眼距离的缩短;②前倾角的调整(一般在 8°~12°);③选择符合患者面部特征的镜架,具有一定面弯。

待镜架调整合适,测量渐变多焦点镜片的单眼瞳距和配镜高度,测量方法同双焦点镜片(详见本章第二节三、双焦点片镜的验配),也可先在镜片上标记出角膜映光点,再采用渐进多焦点镜片系列测量卡(图 6-8)替代瞳距尺进行测量。

渐进多焦点镜片系列测量卡

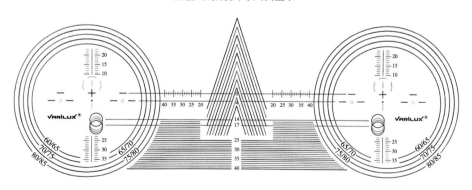

最小配镜高度

● =14mm   ● =16mm   ● =17mm   ● =18mm

图 6-8 渐进多焦点镜片系列测量卡

得到单眼瞳距和配镜高度后即可开始定制渐变多焦点框架眼镜,定制时需提供患者视远处方和近附加、配镜高度、单眼瞳距、镜片材料以及渐变多焦点镜片的品牌和设计。

眼镜制好后,每个渐变多焦点框架眼镜的镜片上都有其特定标记,包括隐形刻印、配镜十字、近用参考圈、远用参考圈、近附加(Add)度数、商标和材料(图 6-9)。检查者嘱患者戴镜后,再次核对配镜参数,从而调整眼镜配戴位置。最后,对患者进行使用指导,包括视远、视近时镜片的注视位置以及患者头位运动等姿势变化。

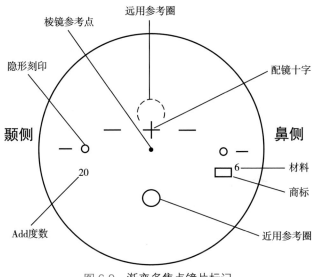

图 6-9 渐变多焦点镜片标记

三、渐变多焦点框架眼镜的适用人群

渐变多焦点框架眼镜适用于大多数老视患者。考虑其镜片构造及使用特点,符合以下一点及以上的人群选择时须谨慎考虑。

1. 双眼屈光参差,等效球镜相差 >2D 者。

2. 配镜需求不符合上方视远、下方视近者,如长时间近距离工作者。

3. 对于配戴眼镜适应困难者。

4. 头部运动受限或姿势不良者。

5. 平衡功能不良或内耳功能障碍者等。

四、渐变多焦点镜片的优缺点

优点：①视觉由远到近清晰且连续；②调节过程更自然,适应性好；③不存在像跳现象；④两区之间分界线不明显,外形较双焦点镜片美观；⑤不会暴露年龄。

缺点：①镜片周边存在像差；②为避免像差现象,患者需改变视物习惯,保持从镜片中央视物并用头位运动代替眼位的水平运动；③光学区域受限,视中区和视近区偏小；④价格昂贵、加工难度大。

五、临床常见问题

研究表明,配戴渐变多焦点框架眼镜的老年人在通过眼镜下方观看远处物体时会出现视物模糊以及深度感知受损,导致更高的跌倒发生率。Lord 等研究发现,由于深度感知和边缘对比敏感度受损,渐变多焦点框架眼镜的配戴者跌倒的可能性是非配戴者的两倍。针对此现象,Elliott 等测量了 14 位长期配戴渐进多焦点框架眼镜的健康人分别配戴中度矫正的渐变多焦点框架眼镜(约 +1.00~+1.25D 近附加)和全矫渐变多焦点框架眼镜后在三级楼梯上的步态安全性 / 谨慎性,但结果表明二者的跌倒风险并无统计学差异。

如上所述,普通渐变多焦点镜片的视中区和视近区偏小,不适用于长时间近距离工作者,因此衍生出了办公室渐进多焦点镜片。办公室渐进多焦点镜片的主要目的是帮助长时间进行电脑类工作的患者矫正老视。相比普通渐变多焦点片,办公室渐进多焦点镜片视远区同普通渐变多焦点镜片一致,但在中、近距离上拥有较大视野,中、近距离镜片的最常见近附加是 +0.75D,适用 50 岁以下的年轻老视患者,50 岁以上的患者近附加可以改为 +1.50D。

第四节 老视框架眼镜最新研究进展

一、液体填充的可变形透镜

此种透镜最常见的形式是液体包含在刚性前壁和柔性后壁之间,前壁可以提供球镜和柱镜矫正,后壁的曲率通过改变液体体积控制。或者,表面可以直接通过机械力弯曲。早期,在 19 世纪及 20 世纪末有研究者提出此类构想,但缺乏合适的后壁材料。

Douali 等描述了装有一对直径为 42mm 的全孔径镜片的眼镜,称为 Adspecs 眼镜。每个镜片都有两个 23mm 厚的柔性膜,其中包含一定体积的硅油。转动镜框两侧的小轮可以调节液体的体积,从而调节每个镜片的表面曲率。早期,这些眼镜设计用于自我调整,在一些国家的视光师缺乏经验时,会在患者报告得到最佳视力后移除调整机制,而非用作可变焦的老视矫正工具,其自优化矫正与传统屈光结果有很好的相关性。如今已扩展为 Adlens 可变焦眼镜,每个镜片的单独调节螺丝固定在镜架一侧,柔性膜被封闭在刚性的前后聚碳酸酯板之间,调节膜和后板之间形成的腔室内的流体体积,从而获得正负球面屈光度。

此外,Kurtin 等研发的 Superfocus 眼镜也运用了液体填充结构。该眼镜的镜片由两个间隔很近的透镜组成。前镜片的屈光度固定,主要负责远距矫正,通过磁性固定在适当的位置并可拆卸。后镜片充满液体,屈光度可调节,其屈光度的改变主要通过眼镜架上的小杠杆或滑块进行,最大近附加约为 +2.75D。

Adspec 眼镜和 Superfocus 眼镜等仍然存在一些限制:①需要将镜片制成圆形并安装在专门设计的包含泵送流体填充机制的镜架中;②由于镜片中心之间的距离保持固定,处方较高患者观察不同距离物体可能会产生棱镜效应;③由于 Adlens 眼镜需要患者手动调焦,因此不适用于一些无法空出双手的场合,例如驾驶时。因此,对于液体填充的可变形透镜,还需要更多的设计研究以及长期的临床试验,才能使其具有普适性,可用于绝大多数老视患者。

二、其他类型透镜

除上述报道的液体填充透镜,文献中还报告了一些其他类型的老视矫正眼镜。包括开关衍射透镜、小孔眼镜、电变透镜等,但也都面临一些临床问题,例如视野较小、阅读速度下降及干眼、色差问题等。总体而言,如今渐变多焦点框架眼镜作为老视患者的热门选择,关于其改进和研究也在不断进行,虽然目前还具有一些不足,但将来其设计会越来越人性化及个性化,种类也会越来越多。

第五节 总结:各类框架眼镜的效果比较

老视矫正眼镜提供了一种在规定的距离和范围内有效矫正患者近视力的方法。其中,双焦点镜片和渐变多焦点镜片还被设计用于通过不同光功率的光学区域重新定位视线,恢复某种形式的伪动态"调节",并取得了不同程度的成功。然而,正如许多老视矫正方法一样,目前还没有一种眼镜镜片能够恢复老年人眼睛的动态调节范围。双焦点框架眼镜和渐变多焦点框架眼镜虽满足了患者可通过一副眼镜看近看远的需求,同时也因其镜片设计而出现像跳和光学区域受限等视觉现象。单焦点框架眼镜虽只能帮助患者提高单一距离的近视力,但其光学区域和视觉质量方面未受影响,价格相比以上两种眼镜便宜,且使用方便,无须适应。三种眼镜各有其优缺点(表 6-2),在配镜过程中,我们需根据患者的年龄、生活习惯等进行综合考虑。例如对生活要求简单的年迈患者,其适应性相对下降,日常生活无须进行使用电脑等近距离工作,可考虑配戴单焦点框架眼镜;而一些初步发生老视的相对年轻患者,适应性较好,仍需近距离工作或平常读书看报需求较高,可考虑给予验配双焦点框架眼镜或渐变多焦点框架眼镜。总之,临床工作中需充分、综合考虑患者个人需求及经济情况后,给予患者最合适的眼镜类型。

表 6-2 三类眼镜使用方面的优缺点比较

	单焦点框架眼镜	双焦点框架眼镜	渐变多焦点框架眼镜
优点	1. 验配及镜片生产加工要求低 2. 价格便宜	视远、视近时无须更换眼镜	1. 视觉由远到近清晰且连续 2. 调节过程更自然 3. 不存在像跳现象 4. 两区之间分界线不明显,外形更美观

续表

	单焦点框架眼镜	双焦点框架眼镜	渐变多焦点框架眼镜
缺点	使用距离单一、欠方便	1. 存在像跳和像位移 2. 视近时可能产生棱镜效应	1. 镜片周边存在像差 2. 患者需改变视物习惯以适应眼镜 3. 光学区域受限 4. 价格昂贵、加工难度大

（高蓉蓉 陆天昊）

参考文献

［1］CHARMAN W N. Developments in the correction of presbyopia I: Spectacle and contact lenses. Ophthalmic Physiol Opt, 2014, 34 (1): 8-29.

［2］KRAUSE H K. Pitfalls in the prescription of reading glasses. Ophthalmologe, 2011, 108 (4): 324-330.

［3］KOZLIK M, KNOLLOVA L N. Comparison of spectacle classical progressive and office progressive lenses. Coll Antropol, 2013, 37 Suppl 1: 133-136.

［4］ELLIOTT D B. The Glenn A. Fry award lecture 2013: blurred vision, spectacle correction, and falls in older adults. Optom Vis Sci, 2014, 91 (6): 593-601.

［5］HARAN M J, CAMERON I D, IVERS R Q, et al. Effect on falls of providing single lens distance vision glasses to multifocal glasses wearers: VISIBLE randomised controlled trial. BMJ, 2010, 340: c2265.

［6］LORD S R, DAYHEW J, HOWLAND A. Multifocal glasses impair edge-contrast sensitivity and depth perception and increase the risk of falls in older people. J Am Geriatr Soc, 2002, 50 (11): 1760-1766.

［7］ELLIOTT D B, HOTCHKISS J, SCALLY A J, et al. Intermediate addition multifocals provide safe stair ambulation with adequate 'short-term' reading. Ophthalmic Physiol Opt, 2016, 36 (1): 60-68.

［8］PATERAS E S, FOWLER C W, CHANDRINOS A B. Deformable spectacle lenses. Ophthalmic Physiol Opt, 1993, 13 (1): 97-99.

［9］SULLIVAN C M, FOWLER C W. Progressive addition and variable focus lenses: a review. Ophthalmic Physiol Opt, 1988, 8 (4): 402-414.

［10］DOUALI M G, SILVER J D. Self-optimised vision correction with adaptive spectacle lenses in developing countries. Ophthalmic Physiol Opt, 2004, 24 (3): 234-241.

［11］PARK II II, PARK I K, MOON N J, ct al. Clinical feasibility of pinhole glasses in presbyopia. Eur J Ophthalmol, 2019, 29 (2): 133-140.

［12］WOLFFSOHN J S, DAVIES L N. Presbyopia: Effectiveness of correction strategies. Prog Retin Eye Res, 2019, 68: 124-143.

第七章

老视的角膜接触镜矫正

🔍 **导语**

　　老视的矫正除了框架眼镜外,还可以使用角膜接触镜。我国整个社会的年龄组成向老年化发展,人们对视觉的要求也越来越高;20世纪90年代配戴角膜接触镜的人群到现在已经开始出现老视症状,继续配戴角膜接触镜矫正老视成为新的需求。随着社会发展和人们需求逐渐增加,角膜接触镜种类从软性发展到普通硬性再发展到目前的一些巩膜镜;根据镜片设计分类,包括单眼视、双焦点和多焦点角膜接触镜,也可以根据个性化需求来设计。同时,使用角膜接触镜矫正老视的临床验配技术也在发展,伴随专业技术人才队伍的不断壮大,角膜接触镜矫正老视可持续普及。本章介绍角膜接触镜矫正老视的原理、镜片设计和验配流程。

🔍 **关键词**

　　角膜接触镜　单眼视　多焦点角膜接触镜　临床验配

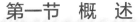

第一节 概 述

一、角膜接触镜矫正老视的优势

老视的经典矫正方法是采用单焦点框架眼镜,其缺点显而易见,就是仅能实现视近清晰,而视远是模糊的。为了解决这个问题,双焦点和多焦点光学设计镜片旨在使图像聚焦在与观察者不同距离的物体上,从而实现清晰视远和视近的功能。角膜接触镜为实现双焦点和多焦点的实际作用发挥了独特的特性。与框架眼镜相比,角膜接触镜更贴近角膜,能提供更宽的视野,有更少的视觉失真;同时,随着眼球运动也能保持镜片与角膜匹配;以角膜为中心,能够达到不同物距同时成像的可能。

二、老视群体的新进展

大部分老视群体会选择配戴传统的单焦点框架眼镜,但随着人们用眼需求的增加、认知的提升,其中一部分老视群体开始愿意选择和配戴渐变多焦点的框架眼镜。虽然,中国目前了解并配戴多焦点框架眼镜的比例很低,在老视群体中估计小于 5%,但是这个比例在继续提高。当今选择配戴角膜接触镜的年轻群体却不少,角膜接触镜作为屈光矫正的一种潮流形式,被很多年轻人所喜爱,随着"美瞳""抛弃型"等角膜接触镜的广泛性发展,软性角膜接触镜在中国发展迅猛。当初配戴角膜接触镜的群体逐渐出现了老视症状,这些人群应该也希望通过配戴角膜接触镜达到同时视远和视近的目的。据统计,至2015 年,配戴角膜接触镜的群体,已经有约 21% 的配戴者年龄超过了 40 岁还在继续配戴的。此群体目前都已经超过 45 岁,会有老视的明显表现;且习惯配戴角膜接触镜者会对能同时视远和视近的角膜接触镜有很高需求。老视的群体在发展,配戴角膜接触镜的老视群体也在发展,促使配戴角膜接触镜矫正老视的视觉需求同步发展。

第二节 单眼视

单眼视（monoblepsis）是矫正老视的一种有效方法，一只眼的屈光状态进行视远矫正后用于看远，另一只眼屈光状态进行视近矫正后用于看近，角膜接触镜、框架眼镜和近视屈光手术均可运用单眼视来矫正老视。

一、单眼视矫正老视的原理

一只眼矫正为看远，另一只眼矫正为看近。当看远处物体时，视远眼视网膜上成像清晰，而视近眼视网膜上成像模糊；当看近处物体时，视远眼视网膜上成像模糊，而视近眼视网膜上成像清晰，可见双眼同时看远或看近，始终是一只眼清楚而另一只眼模糊。由于大脑视皮质可以选择性抑制模糊像而接收清晰像，从而获得清晰视觉。如果患有弱视，则双眼不能很好地在视网膜上形成看远看近差异化像，因此不适合采用单眼视矫正老视。

使用角膜接触镜形成单眼视可以一只眼配戴看远度数的角膜接触镜，而另一只眼配戴看近度数的角膜接触镜。如果是低度近视，可以一只眼配戴看远度数角膜接触镜用于看远，另一只眼不戴角膜接触镜用于看近，这样就可以达到单眼视矫正老视的目的。

二、单眼视不是简单的单眼视力

单眼视的验配简单、方便、美观、经济，验配成功率较高，可达到 60%~80%。

采用此方法矫正老视，一只眼负责看远，一只眼负责看近，似乎只有单眼视力在起作用。采用单眼视矫正老视可能会降低部分立体视，此方法需要一定时间来适应一只眼视物被抑制的状态。实际上，配戴者存在一定的立体视，原因如下。

1. 模糊像的抑制区位于视场中央区，而周边像依旧被感知。

2. 离焦像对光感、运动视觉、色觉、时间反应和空间定位影响甚微。

3. 视网膜压抑了模糊像的灰度，保留了像的周边外形。

4. 模糊像的高频成分被抑制了，但低频成分仍被感知。

三、角膜接触镜单眼视的验配流程

1. 视远和视近眼别的选择 通常将主视眼作为视远眼,将非主视眼作为视近眼。也可以因需求不同而有不同选择,如考虑矫正视力的差异,可将矫正视力较差的眼作为视近眼;如果有屈光参差,则将近视度数更高的眼作为视近眼。也可采用雾视接受试验(blur acceptance test)确定视远眼和视近眼,具体方法是矫正被检者双眼远视力,并让其注视远距视标,然后将准确度数的近附加镜片交替置于双眼前,放置镜片后相对舒适的一只眼作为视近眼,另一只眼作为视远眼。在道路右侧行驶汽车的国家,左眼更多负责左边后视镜观察后车,左眼为交通眼,考虑驾驶因素可将左眼作为视远眼;而在道路左侧驾驶的国家,右眼为交通眼,可考虑将右眼作为视远眼。

2. 角膜接触镜类型的选择 一般使用单焦点软性角膜接触镜,平时配戴硬性透氧性角膜接触镜(rigid gas permeable contact lens, RGP)镜片者也可以选择。有些特殊情况,如一只眼配戴单焦点角膜接触镜,另一只眼配戴多焦点角膜接触镜,也是运用了单眼视的原理,是一种改良的单眼视。

3. 角膜接触镜度数的确定 视远眼验配角膜接触镜按常规方法选择远用矫正度数,视近眼验配角膜接触镜要在远用度数的基础上,加上近附加度数作为视近屈光度,其他参数不变。

4. 配戴适应 视远眼与视近眼准确验配角膜接触镜后,要分别进行视远和视近的视觉适应,嘱被检查者看远处物体以及近距离阅读20~30分钟,询问被检查者有无不适,针对症状进行有针对性的调整。

5. 使用指导和随访 单眼视角膜接触镜配戴者需要至少2周的适应期,除尽量避免夜间驾驶外,其他可常规生活和工作。定期随访了解配戴者是否存在其他视觉问题,并监测可能发生的角膜接触镜配戴相关并发症。

四、影响单眼视角膜接触镜验配的因素

1. 年龄 40~49岁的老视者,老视程度不严重,验配单眼视角膜接触镜的成功率较高,应尽可能在老视发生早期开始采用单眼视角膜接触镜,以提高验配成功的概率。

2. 老视近附加屈光度 老视近附加屈光度在 +1.00~+1.75D 时,对立体视的影响较小,单眼视角膜接触镜的验配成功率较高。

3. 屈光参差 本身双眼有屈光参差,尤其是屈光参差较大者单眼视角膜接触镜的验配成功率较高。

4. 习惯矫正方法 习惯采用角膜接触镜矫正者,则单眼视角膜接触镜矫正老视的验配成功率较高。

5. 职业和视觉习惯 以近距离工作为主的人群验配单眼视角膜接触镜的成功率较高;而以远距离视物为主者或对立体视要求较高的职业人群验配成功率较低。

五、单眼视角膜接触镜验配的常见问题及处理

1. 夜间远距视觉问题 夜间光线较弱时,瞳孔较大,单眼视角膜接触镜的使用者注视远处物体时可能会产生明显眩光(glare),即在视标周围出现光晕,从而影响远距视觉效果,容易导致夜间驾驶困难等情况发生。

处理方法:可通过配戴补偿性的框架眼镜,视近眼配戴负度数镜片,而视远眼依旧配戴平光镜片。

2. 视觉疲劳 采用单眼视角膜接触镜矫正老视者,尤其在近距离精细工作时,可能出现视觉疲劳问题。

处理方法:可通过配戴补偿性的框架眼镜,视近眼配戴平光镜片,而视远眼配戴一定近附加度数的正度数镜片。

3. 不同视物距离上的视物模糊 远距离视物模糊一般是由于视远矫正不足和 / 或视近附加度数较低。

处理方法:再次验证视远眼的远用矫正度数,也可增加视近眼近附加度数来增加视远眼与视近眼的屈光度差。

如果中间距离视物模糊,可减少近附加度数,如减去 0.50D;或用改良式单眼视角膜接触镜,即视远眼验配单焦点角膜接触镜用于视远,视近眼验配双焦点或多焦点角膜接触镜用于视近和中间视。

如果视近模糊且为持续性,可适当增加近附加度数,或改用其他矫正方法;如果在有更高立体视要求的近距离工作时出现视近模糊,则可以额外验

配补偿性框架眼镜。

第三节 双焦点和多焦点角膜接触镜

一、矫正老视的角膜接触镜的设计类型

在同一镜片上设计有视远和视近两个区域的角膜接触镜,称为双焦点角膜接触镜(bifocal contact lens)。在同一镜片上设计有视远、中间距离和视近等多个区域的角膜接触镜,则称为多焦点角膜接触镜(multifocal contact lens)。双焦点角膜接触镜基本上分为两个光学区,根据使用的原理不同可以分为切换视方式和同时视方式,而多焦点角膜接触镜大多采用同心圆或同心区域型设计方法,根据度数变化的形式又分为非球面和球面(图 7-1)。

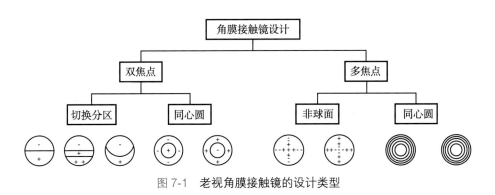

图 7-1 老视角膜接触镜的设计类型

二、双焦点和多焦点角膜接触镜矫正老视的原理

根据设计原理的不同可分为同时视(simultaneous vision)和交替视/切换视(alternating/translating vision)两种。

1. 同时视 镜片上有 2 个以上的不同度数的光学区,看近距离物体和看远距离物体时,都能通过镜片的不同光学区在视网膜上成像。由于不同光学区的屈光度数不同,成像的清晰度不同。

在看近距离物体时,远用区域成像模糊而近用区域成像清晰,视网膜上是清晰像和模糊像的叠加像,配戴者中枢视觉系统的视皮质能选择性感知其

中更加清晰的像;在看远距离物体时,远用区域成像清晰而近用区域成像模糊,根据视网膜上成像是清晰像和模糊像的叠加,配戴者的视皮质选择性感知其中更加清晰的像。

双焦点角膜接触镜和多焦点角膜接触镜均有根据同时视原理矫正老视的镜片设计。

2. 切换视 镜片上也有 2 个以上不同度数的光学区,但在这些光学区的使用上不是通过同时成像的方式来实现的,而是通过眼球转动和镜片出现相对位移,使得视线通过不同的光学区域。

当看远距离物体时,视线通过远用光学区,当看近距离物体时,视线通过近用光学区,这种看远或看不同距离物体时需要切换不同光学区的老视矫正方法就是切换视原理。

3. 优缺点 同时视是由于远用区域和近用区域分别成像,又同时成像在视网膜上,但不能同时都聚焦清晰,必然有一个模糊的像影响视觉质量。同时视需要一定的适应时间,同时需要视觉中枢的选择性抑制来感知清晰像。切换视虽然也有不同区域同时成像的情况,但对视觉质量的影响比较小,有不同视物需求时可在远用区域和近用区域间进行切换,需要通过眼球转动与镜片产生相对位移,对镜片材料和镜片设计提出了更高要求。

三、双焦点和多焦点角膜接触镜的设计与材料

双焦点和多焦点角膜接触镜根据材料的不同,可分为软性角膜接触镜和硬性透气性角膜接触镜。根据设计形式的不同,双焦点角膜接触镜分为区域型、同心型和衍射型,而多焦点角膜接触镜分为非球面、同心型和衍射型。目前,常用的同时视双焦点和多焦点角膜接触镜包括同心型双焦点角膜接触镜、非球面老视角膜接触镜和衍射型角膜接触镜等多种镜片设计。

1. RGP 镜片设计 切换视的老视应用原理是需要眼球和镜片出现相对位移,比较适合 RGP 镜片。当看远处物体时视线通过中央或中央偏上方的远用区域,当看近处物体时,眼球下转,RGP 镜片下缘被下睑阻挡,镜片下移受限,眼球和镜片出现明显的相对位移,就可以通过下方的近用光学区来看清近距离物体(图 7-2)。

对于多焦点 RGP 镜片来说,材料的硬性特殊性更加支持设计的改进。但是镜片的设计采用哪种方式能够提供更好的视觉效果,则与眼睑的位置也有一定关联。RGP 镜片活动度大、较重,如何设计近附加镜片,以及如何选择设计的位置,也和眼睛的形态有关联。镜片的位置取决于下睑的形态和松紧(图 7-3)。图 7-3 中 3 种下睑形态也代表了眼睛瞳孔的相对位置,而瞳孔的位置也与选择镜片的设计类型有关,具体要根据不同设计的特点。下睑位置对于多焦点 RGP 镜片的验配很重要。下睑位置影响 RGP 镜片的移动,产生的相对位移为镜片周边的附加部分提供视觉。图 7-3A 的眼睑位置不适合配戴多焦点 RGP 镜片,图 7-3B 和 C 的情况相对适合配戴多焦点 RGP 镜片。

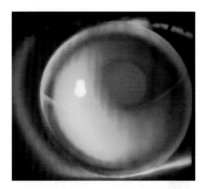

图 7-2　切换视的双焦点 RGP 镜片,上方为远用视物区,下方为近用视物区,需要额外的防止转动设计

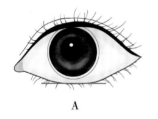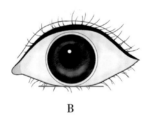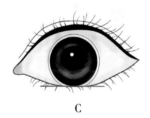

| A | B | C |

图 7-3　下睑的不同位置

A. 代表眼睑相对下位;B. 代表眼睑位置与镜片下缘基本在同一水平线上;C. 代表眼睑位置与镜片交叉,镜片下缘位于眼睑水平位置的下方。

2. 软性角膜接触镜的设计　软性角膜接触镜镜片活动度相对比较小,比较适用于同时视的镜片设计。

(1)同心型双焦点角膜接触镜(concentric bifocal contact lens):在镜片光学区中央 2~2.5mm 区域设计为远用区域或近用区域,而其周围则对应设计为近用区域或远用区域。在观察外界物体时,可通过调整瞳孔区远用区域和近用区域的比例而达到视远和视近的目的。

（2）衍射型角膜接触镜（diffractive contact lens）：在镜片光学区中央4.5~5.0mm区域设计为由一系列不同屈光度光栅形成的同心圆衍射盘，可根据需要制成双焦点或多焦点。在观察远处物体时，光波除通过远焦环聚焦成像外，其子波还可以通过互相干扰、传播形成衍射，填补远焦环之间的间隙，使配戴者能观察完整的远处物体；同样的原理也可观察完整的近处物体。

3. 非球面设计 非球面设计是目前多焦点角膜接触镜最常用的设计方式，是将镜片前表面或后表面设计为双曲线二次几何曲面，允许操纵球面像差以修改焦深，通常镜片中心为近用区域，由中心至周边近附加屈光度逐渐减小。一般来讲，镜片弧面的离心率（e值）越大，近附加的度数越高。该设计采用两眼同时视原理（图7-4，图7-5）。这种里近外远的设计符合人眼看近的特点，看近时瞳孔缩小，近用区域在中央容易获得更好的视觉效果，看远时瞳孔较大，更多的远用区域参与成像。

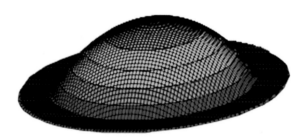

图 7-4 低近附加的非球面设计

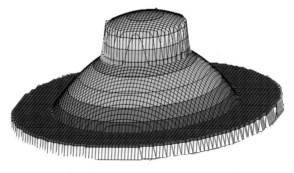

图 7-5 高近附加的非球面设计，在中央增加球面
设计区域以确保稳定的近距离视觉效果

4. 非典型设计 软性接触镜也有应用切换视,为了解决区域双焦接触镜观察近距离物体时眼球下转而镜片不易上移的问题,有设计将镜片下方非光学区部分截边,眼球下转时截边被下眼睑挡住而发生镜片相对向上位移;或将镜片设计为由两个圆形光学区部分重叠组成,较大的光学区为近焦区且位于鼻侧,小的光学区为远焦区。观察近距离物体时,配戴者向鼻侧注视,镜片充分向颞侧移动,此时近焦区位于瞳孔区;观察远距离物体时,配戴者向前方注视,镜片恢复原位,则远焦区位于瞳孔区。

四、双焦点和多焦点角膜接触镜的验配

1. 验光和视力检查 在照明度适中的环境下进行验光检查,包括远用矫正度数、远视力、近视力和近附加度数。双眼远视力和双眼近视力也需要检查,更能反映实际的用眼情况。

2. 镜片选择 不同类型的双焦点和多焦点角膜接触镜各有不同的特点,可根据近附加屈光度的大小选择不同的镜片设计。通常低度近附加者可选择同心型双焦点或多焦点框架镜,也可选择非球面老视角膜接触镜;而高度近附加者则多选择区域型双焦点硬性角膜接触镜、同心型双焦点或多焦点软性角膜接触镜。

3. 镜片配适 不同类型的双焦点和多焦点角膜接触镜配适要求也不同,应根据不同的镜片设计验配指南进行评估。对于同心型双焦点和多焦点角膜接触镜、非球面老视角膜接触镜,要求中心定位良好,镜片移动度不宜太大,配适应稍陡峭;而对于区域型双焦点角膜接触镜,则镜片应稍向下偏位,镜片有一定的向上位移以利于视近,配适应稍平坦。

4. 诊断性试戴 对双焦点和多焦点角膜接触镜的成功验配有重要意义。

5. 随访指导 双焦点或多焦点角膜接触镜的配戴者需定期随访,以了解配戴者是否存在视觉问题和有无角膜接触镜配戴相关并发症的发生,以便及时调整和进行相应指导。

6. 视觉问题处理 如果常规的验配方法都不能达到理想的视觉效果,则可以尝试做一些调整,如在主视眼上选用低度近附加镜片,以保证远视力清

晰;在非主视眼上,把近附加屈光度的一半加到球面镜片中,然后选用低度
近附加镜片;改良式单眼视角膜接触镜,具体方法是老视者一只眼使用单眼
视角膜接触镜用于看近或看远,而另一只眼使用双焦点或多焦点角膜接触
镜以增强看近或看远的视觉效果。改良式单眼视角膜接触镜是一种可行的
方法,可改善远距离、中间距离和近距离视力,验配单眼视、双焦点或多焦点
角膜接触镜失败者可试用改良式单眼视角膜接触镜。改良式单眼视角膜接
触镜的验配要点通常为主视眼验配单眼视角膜接触镜,非主视眼验配双焦
点或多焦点角膜接触镜,近附加屈光度加在双焦点或多焦点角膜接触镜的
镜片上。

第四节　老视角膜接触镜的进展

一、从软性角膜接触镜到巩膜镜的发展

目前大多数的老视角膜接触镜都属于软性角膜接触镜范畴,从原来的单
焦点发展到目前的双焦点和多焦点软性角膜接触镜设计。与 RGP 镜片相比,
软性角膜接触镜镜片的直径和灵活性较大,能够更好地控制镜片中心定位和
镜片移动,并且舒适性更好,其已成为目前世界上最容易接受并且最为广泛应
用的老视角膜接触镜。同时,软性角膜接触镜的材料也从水凝胶发展到硅水
凝胶。各种品牌的多焦点软性角膜接触镜片的设计基本都能够满足同时视远
和视近的需求。

RGP 镜片材料因活动性大、常规镜片直径小、舒适性较弱,所以相对会比
较少用于老视矫正,但是也可以设计成各种多焦点或双焦点的镜片。

最近,混合性角膜接触镜(角膜接触镜的中心区域由硬性透气材料制造,
周边为软性角膜接触镜材料制造)和巩膜镜也开始引入多焦点设计,以满足
不同老视群体的视觉需求。巩膜镜是验配传统角膜接触镜不成功眼睛的最佳
选择之一,其主要适用于不规则散光眼(原发性角膜扩张、角膜移植术后),并
为患有严重眼前部疾病(如 Sjögren 综合征或 Stevens-Johnson 综合征引起的
严重干眼)者提供治疗环境,也适用于具有高度屈光不正的健康角膜。巩膜

镜具有镜片大、稳定性好、舒适性佳的特点,在角膜和巩膜角膜缘之间没有任何机械相互作用,给多焦点老视镜片设计提供了新的思路,但老视巩膜镜片的临床优缺点和适用群体有待评估。

二、矫正原理的发展

最传统的设计是单焦点角膜接触镜的单眼视方式,在临床上已经有40多年的历史;另外一种方式就是采用轻度低矫的方式,但也使用单焦点设计的角膜接触镜来矫正,这种方式目前被较多刚刚出现老视的群体所选择,视远可接受,视近也没有问题。随着年龄的增加和调节力的下降,以上两种方法已不合适,渐进多焦点角膜接触镜可以提供多个不同屈光力区域,甚至有更加先进的连续变焦设计,以提高晶状体的聚焦能力和眼的神经适应能力,达到视近、视远的逐渐过渡。在从单焦点设计发展到渐变多焦点设计的过程中,也曾经历了双焦点和三焦点等设计的临床应用。随着老视群体对近用视觉的需求增加,在考虑视远清晰的前提下,同时想要视近清晰、舒适和长久。多焦点角膜接触镜与单焦点角膜接触镜相比,在远距离和近距离的高对比度条件下,两者视力程度相似。在低对比度条件下,多焦点角膜接触镜在远视力方面的表现略差,单焦点角膜接触镜在近视力方面表现较好。在多焦点角膜接触镜的不同设计中,扩展焦深的老视改良设计可以提供更好的中间和近距离视觉质量,在远距离视觉方面没有差异。所以在临床上也可以结合一些相应的研究结果选择更加合适的设计。

三、老视角膜接触镜配戴者的感受与设计原理的关系

在目前应用中更多值得研究的是配戴者的感受与设计原理的关系。比如大多数软性多焦点角膜接触镜镜片是同时视觉成像的镜片,将相对远处和近处物体的图像投射到视网膜上,然后引导配戴者"专注"于他们希望看到的图像,此时大脑也会同步去帮助选择看起来更清晰的图像。近距离聚焦和远距离聚焦的两个图像都必须通过瞳孔才能使之正常工作。所以,有些夜间视物模糊是依据同时视原理设计的多焦点镜片的常见抱怨问题和缺点,因为在暗视条件下较大的瞳孔会导致某些视觉效果较差。多焦点角膜接触镜的视觉

效果是随着瞳孔中心和瞳孔大小的变化而变化的,而瞳孔大小与年龄、视觉环境有一定关联,在高亮环境下,4mm 瞳孔直径的焦深为 2.5D,但在低亮条件下和中间环境光水平的阈值下限制为 1.0D。因此,明亮环境是使用多焦点角膜接触镜很重要的视觉条件。

第五节 老视角膜接触镜的临床验配注意事项及案例

老视角膜接触镜相比较普通软性角膜接触镜,老视角膜接触镜的临床验配比较复杂。老视角膜接触镜的特殊设计,可能会给部分群体带来视力矫正的问题,更加需要引起临床注意;另外,涉及配戴者的特殊年龄及此年龄段群体的老视问题和眼表质量问题等,所以在选择配戴者时,尤其注意先选择特别适合的配戴者;鉴于临床验配刚刚开始,在镜片的选择、护理及宣教等方面更加要重点突出老视角膜接触镜在临床上可能存在的缺点和视觉问题。本节将通过一个老视渐变多焦点镜片的验配案例提供临床参考。

一、老视角膜接触镜的视力矫正注意事项

老视群体配戴角膜接触镜基本的目的是实现既视远清晰又视近清晰,但是临床上并不是每一个配戴者的要求都能够得到满足,一方面是由于老视角膜接触镜的设计特点,另一方面也是和配戴者的视力需求有关系。如果配戴者对于视力不满意,则应该在双眼同时视的情况下在相应试戴角膜接触镜的基础上,改变屈光度,以提高视力。

如果希望提高远视力,可尝试以下方法。

1. 在主视眼上追加 –0.25DS,相当于增加了远用的屈光度数。

2. 将主视眼镜片的"高下加"光度镜片改为"低下加"光度镜片,即减少主视眼的近用屈光度数,因为相对高的近附加可能会影响远视力。

如果希望提高近视力,则可尝试以下方法。

1. 在非主视眼追加 +0.25DS,相当于减少了远用的屈光度从而相对增加了近用屈光度。

2. 将非主视眼镜片换成"高下加"光度镜片,即相当于增加近用的近附

加度数。

那么,如果对视力有不满意的情况,则应该先考虑何时更换参数,还是建议先试戴来适应? 以下几点作为参考。

1. 首先询问配戴情况,不要直接就开始进行视力评估,应先了解配戴者的期望值。

2. 如果远视力被配戴者所接受,则建议配戴 1 周再进行视力评估。

3. 如果配戴者远视物模糊,检测远视力为 20/25 左右,也认为可以试戴 1 周左右再评估。

4. 如果远视力较为模糊,视力 20/30 或更差,则临床建议直接进行镜片的远用屈光度调整。

5. 如果近视力不满意,感觉模糊,如在可接受范围,则可以建议配戴者先适应 1 周,如果患者不想适应太久,则建议至少需要适应 2~3 天。

6. 如果配戴者对近视力不满意,则直接按照前文提到的近视力调整方法进行调整。

注意事项:在随访过程中进行微调,而在初诊时限制每只眼的改变量,待发现视力不佳后,再次改变屈光度,告知患者配戴需要一定的适应时间。另外,较差远视力可能是由于患者尚不适应。

二、老视角膜接触镜的配戴人群注意事项

根据人群的选择特点,老视角膜接触镜配戴者基本建议要有以下特点。

1. 符合一般配戴角膜接触镜的要求,如具备处理镜片的方便性、有购买角膜接触镜的能力、没有眼睑异常和角膜表面疾病,以及保持良好的眼睑卫生等。

2. 配戴多焦点角膜接触镜的主要要求是有足够的动力来容忍近视力或远视力(或两者兼有)的一些模糊或者适应期。

3. 工作本身不需要远距离或近距离非常良好的视力。

4. 可接受角膜接触镜验配医师或技术人员进行屈光度调整。

5. 不太成功的配戴者包括高度近视者、角膜扁平者、下睑松弛导致镜片平移困难者以及高度散光者。

除了以上的基本特点以外,建议在临床初期验配老视角膜接触镜,尤其要选择更加合适的配戴者:注意选择初发老视者,目前还是配戴软性角膜接触镜且有视近相对模糊的主诉者;选择中等程度近视者更加合适,容易适应;轻度散光(散光度数低于或等于0.75D)者容易接受老视角膜接触镜的特殊视觉状况;同时尽量先选择性格容易并勇于接受新事物的个体;对于视觉要求可以相对妥协的配戴者;优先选择工作环境或者生活环境比较明亮的配戴者。

总之,配戴者选择合适,更加有利于老视角膜接触镜的临床成功验配。当然,当验配医师积累了丰富的临床经验后,可以适当挑战验配有难度、有更高要求的配戴者,如正视的个体等。

三、老视角膜接触镜的护理和宣教注意事项

老视角膜接触镜的护理方式取决于所选择的镜片类别。如果选择的是频繁更换类型的软性角膜接触镜,比如配戴1个月需要更换的,则必须做好镜片的每日护理,此护理过程遵循同普通软性角膜接触镜一致的原则,进行每日清洁、冲洗、消毒和储存。值得注意的是,在护理过程中所使用的护理液,建议兼具润滑功能,因为老视群体泪膜质量相对较差,如对润滑功能有更多需求时,也可通过每日另外使用润滑液滴眼以补充润眼作用。如果选用的是每日抛弃型的,则根据抛弃型软性角膜接触镜的原则,可以省略每日的护理步骤,每日更换新镜片,但应控制每日配戴时间在8小时以内,以免导致眼睛干涩等不适症状。目前我国老视软性角膜接触镜种类少,没有抛弃型镜片,也没有RGP类老视角膜接触镜可供选择。

在老视角膜接触镜的验配宣教中,要注意与配戴者沟通强调视觉问题,包括远近视力、视觉质量、对比度等。根据以往研究,多焦点角膜接触镜相比单焦点角膜接触镜,在明视条件下没有差异,在中高频的中视条件下,多焦点角膜接触镜的视觉质量明显较好。也有研究观察到相对单眼视而言,多焦点和双焦点软性角膜接触镜均可以提供更好的立体视度。但是,在某些特殊用眼需求时,可能会出现视觉质量不满意的情况,比如对于看近时间比较久、要求比较精细者,应事先告知没有单焦点老视镜那么清晰或者满意,初期配戴

需要有一定的适应过程等,宣教要做好配戴者期望值的管理,不能一味强调它的远近视力转换的方便以及优势,而忽略需要适应和调整的可能性,这样可能会造成使用者的心理落差,从而产生异议,没有信心和理解去适应。尤其对于有夜间驾驶等特殊需求者,作为专业的验配医师更要提前问诊,并强调适应期的重要性,因为与框架眼镜相比,眩光可能会影响多焦点软性角膜接触镜的视觉质量。同时我们也有必要提醒配戴者,在阅读时可以增加照明来帮助提高近视力;在强烈的日光下可以配戴太阳镜来帮助改善远视力;老视软性角膜接触镜配戴者,还要定期随访复查,良好的依从性是获得良好视觉质量的保障。

四、老视角膜接触镜临床验配案例

患者基本信息:

性别:男;年龄:47岁;

职业:商务人员;

习惯矫正方式:单焦点框架眼镜和单焦点软性角膜接触镜;

沟通后有意向配戴多焦点软性角膜接触镜。

基本验光处方:

OD:−4.75DS/−1.00DC × 100=1.0;

OS:−4.25DS/−1.00DC × 105=1.0;

Add:+1.25D。

根据验配经验,给予的渐变多焦点软性角膜接触镜处方:OD −4.75DS,OS −4.50DS,Add LOW。

低附加屈光度 LOW 一般是指 +0.75~+1.50D 的近附加设计。

该镜片的基本设计采用中央区视近的渐变多焦点软性角膜接触镜,镜片光学区由近用区域 / 中距离区域和远用区域组成,呈同心圆排列,屈光度逐渐变化。当视远时通过远用区域的光线在视网膜上清晰成像,所以看远清楚;当视近时通过近用区域的光线在视网膜上清晰成像,所以看近清楚(图 7-6)。大脑会自主选择清晰的影像,这个过程可能需要几天的适应,这一点在渐进多焦点产品验配过程中已与患者沟通并得到其同意。

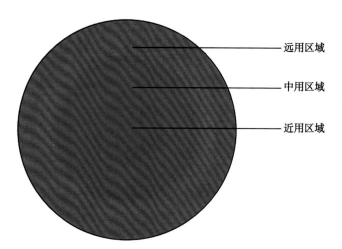

远用区域

中用区域

近用区域

图 7-6 渐变多焦点镜片的设计分布

2 周后配戴者反馈:远用矫正视力欠佳,近用矫正视力可以接受。经过 2 周左右还是无法适应,诉远用视力不够清晰,开车也不方便。

验配医师的处理意见:根据配戴者的反馈,计划给予主视眼的远视力略增加屈光度数处理,建议复诊重新试戴或者给予换片。

复诊查优势眼为左眼,左眼戴原角膜接触镜处方的矫正视力为 0.8,增加 −0.50DS 后视力可达到 1.0。重新试戴后,给予调整左眼的渐变多焦点软性角膜接触镜处方:OS −5.00DS,Add LOW,患者诉看远视力可接受,戴新镜片 2 周后患者反馈可适应。

案例分析总结:

1. 此配戴者在沟通过程中非常爽快地答应和理解,但是实际上,他是一位长期配戴角膜接触镜的患者,已经适应视远相对清晰的视力,形成了习惯视力需求,所以他对于远视力有非常高的需求。

2. 此配戴者目前年龄是 47 岁,相对的近附加需求还算低度,但是预计随着年龄增长,他的近用需求增加,可能更加需要配戴多焦点软性角膜接触镜。

3. 针对该配戴者,临床医师的处理重点放在远视力,所以建议先找到主视眼,提高该眼的远用屈光度,让配戴者再适应和尝试。

总结展望

　　老视角膜接触镜具有广阔的应用前景。随着年龄的增长和近距离用眼需求的增加,老视者的泪膜质量将会产生更多的临床问题,从而对于镜片的材料要求和加工设计的要求更高,以满足配戴者的安全舒适日戴。随着视光学专业人才队伍的发展和稳定,以及对老视角膜接触镜的临床处理技术、视觉质量等方面的研究日益增多,临床老视验配将有更多的参考依据,以便更好地发挥老视角膜接触镜相对于老视框架眼镜在光学和材料上的优势。

(毛欣杰　金婉卿　刘新婷　卢为为)

参考文献

[1] EVANS B J. Monovision: A review. Ophthalmic Physiol Opt, 2007, 27(5): 417-439.

[2] PÉREZ-PRADOS R, PIÑERO D P, PÉREZ-CAMBRODÍ R J, et al. Soft multifocal simultaneous image contact lenses: A review. Clin Exp Optom, 2017, 100(2): 107-127.

[3] STEIN H A. The management of presbyopia with contact lenses: A review. CLAO J, 1990, 16(1): 33-38.

[4] 吕帆. 接触镜学. 3版. 北京: 人民卫生出版社, 2017.

[5] WOLFFSOHN J S, DAVIES L N. Presbyopia: Effectiveness of correction strategies. Prog Retin Eye Res, 2019, 68: 124-143.

[6] REMÓN L, PÉREZ-MERINO P, MACEDO-DE-ARAÚJO R J, et al. Bifocal and multifocal contact lenses for presbyopia and myopia control. J Ophthalmol, 2020, 2020: 8067657.

[7] RICHDALE K, MITCHELL G L, ZADNIK K. Comparison of multifocal and monovision soft contact lens corrections in patients with low-astigmatic presbyopia. Optom Vis Sci, 2006, 83(5): 266-273.

[8] CHARMAN W N. Developments in the correction of presbyopia I: spectacle and contact lenses. Ophthalmic Physiol Opt, 2014, 34(1): 8-29.

[9] MADRID-COSTA D, GARCÍA-LÁZARO S, ALBARRÁN-DIEGO C, et al. Visual performance of two simultaneous vision multifocal contact lenses. Ophthalmic Physiol Opt, 2013, 33(1): 51-56.

[10] LLORENTE-GUILLEMOT A, GARCÍA-LAZARO S, FERRER-BLASCO T, et al. Visual performance with simultaneous vision multifocal contact lenses. Clin Exp Optom, 2012, 95(1): 54.

[11] FERRER-BLASCO T, MADRID-COSTA DJC, OPTOMETRY E. Stereoacuity with balanced presbyopic contact lenses. Clin Exp Optom, 2011, 94(1): 76-81.

第八章

老视的视觉训练

🔍 **导语**

　　不是所有的人都能耐受角膜接触镜，或者愿意接受手术，有些老视初期患者对戴老花镜难以接受。眼睛的视觉训练和眼球锻炼能使眼部组织获得血液、氧气和葡萄糖等能量，眼睛的锻炼和运动可以提高眼内、眼外肌肉的韧性，特别是锻炼睫状肌，使调节功能正常，张弛有力，从而推迟老视发生的年龄、延缓老视发展的速度。双眼视训练已在弱视和双眼视功能异常患者中收到了广泛的、正面的治疗效果评价，对于老视初期患者，视觉训练也许是被遗忘的瑰宝。对于部分调节力尚未彻底丧失者，通过视功能训练，能部分甚至完全恢复正常调节状况。视觉训练还具有以下优点：安全、经济、训练内容丰富多样、便利、可操作性强、随时随地可利用碎片化时间进行训练。本章节介绍老视训练的时机、适应人群和训练方法。

🔍 **关键词**

　　老视　双眼视　调节　集合　调节训练　集合训练　视觉训练

第一节 开始做老视视觉训练的关键年龄

随着时间的流逝,岁月在每个人的身上留下衰老的痕迹,老视对于正常人来说是不可避免的,但是我们可以通过努力来延缓老视的发生和发展。特别是在睫状肌和晶状体还保留有一定的调节能力时,在调节力变成零之前的运动和眼球训练是有意义的。

一个人一生的调节幅度逐步下降或退化是可预测的,有各种表格描绘某年龄阶段正常的调节幅度值,或有调节幅度公式可参考。根据 Hofstetter 公式,人类到了 36 岁,最小调节幅度是 +6.00D,因为当人们所使用的调节力在其调节幅度一半以下时,才能感觉舒适并能持久注视,所以 36 岁时近点已经在 33cm 处(+3.00D);40 岁时近点更远了,在 40cm 处(+2.50D);48 岁时近点在 66.7cm 处(+1.50D),约在一臂距离,是胳臂能伸得最远的位置;到了 50 岁左右,调节力更弱,大部分人都需要老视矫正了;到了 60 岁之后,晶状体的调节能力将会变成零。尽管如此,由于眼球的可塑性和眼睛焦深的原因,允许其保留了 0~+1.00D 调节幅度,在无晶状体眼中也被证实保留了少许调节力。总之在人类 40~60 岁,眼睛的生理性调节能力逐渐下降,老视初发期是指年龄在 36~48 周岁,调节力从 +6.00D 下降到 +1.50D,近点从 33cm 远移到 66.7cm,也就是说从正常阅读距离移远到"手臂不能伸得更远了"。因为手机,人们的老视更年轻化。在现代社会,人们的阅读距离已经从 40cm 的书籍阅读距离缩短到 33.8cm 的移动设备阅读距离。据估计,这可能会使老视的发病提前至 37 岁。综上所述,36~48 周岁是人们开始做眼球运动和老视视觉训练的关键年龄。

老视初发期是指年龄 36~48 周岁,这是一段调节力尚未彻底丧失的时间段,对于这部分调节力尚未彻底丧失者,通过眼球运动和视功能训练,能部分恢复甚至完全恢复正常的调节状况,锻炼强化其调节能力,还能有效推迟老视发生的年龄、延缓老视发展的速度。为了更早、更有效锻炼人眼的调节能力,保持或恢复正常的调节状态,提倡在老视初发期尽早进行眼球运动和视觉训练,尤其是与调节相关的训练。

开始做延缓老视的眼球运动和双眼视训练的关键年龄是在 36~48 周岁,

但临床中并不仅限于该年龄,如果患者近距离阅读或工作时出现老视、不适或疲劳症状,调节幅度小于 +4.50D,尤其是对于从事近距离精细工作的人群,针对老视的视觉训练时间可依据患者具体需求提前。

第二节 老视视觉训练的适应人群

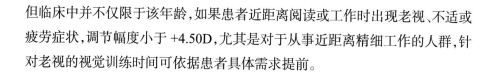

合理选择适合的视觉训练人群是保证临床应用和效果的前提。

一、老视双眼视训练的适宜人群

当调节不足仅来源于老视时,通过相关的双眼视功能训练,可能可以部分甚至完全恢复正常调节状况;锻炼并强化其调节能力,可有效推迟老视发生的年龄、延缓老视发展的速度。

二、老视双眼视训练的不适宜人群

当调节不足并非完全来源于老视,而是与睫状肌麻痹相关,则不适合进行训练。

(一)外伤和中毒

1. 伴有动眼神经损伤的头颅部外伤或胸部外伤和电击伤。

2. 眼外伤导致睫状肌麻痹和瞳孔散大。

3. 中毒 铅、食物中毒,有毒菌类,蛇毒。

(二)药物

1. 局部眼部用药 睫状肌麻痹剂:如托比卡胺、后马托品、莨菪碱等抗胆碱能药物。

2. 全身用药 主要有胰岛素、抗焦虑药、抗抑郁药、抗精神病药、抗组胺药、抗痉挛药和利尿剂。具体如抗帕金森药、抗组胺药、神经节阻滞剂(六甲铵、氯四乙胺)、中枢神经系统兴奋剂、镇静剂(氯丙嗪、吩噻嗪类)、抗凝药、有机砷剂、巴比妥类、溴化钠和溴化钾、烯丙基二溴化物、二硫化碳、大麻、一氧化碳和二氧化碳、三氯乙醛、氯霉素、氯喹、硫酸金鸡纳碱、毒芹碱和羟毒芹碱、二对肼基苯砜、三碘甲烷、维吉尼亚茉莉花、莨菪和美加明、汞及其盐、甲苯、溴化甲烷和氯化物、肉豆蔻、磷化氢、吗啡、乙苄托品、奎宁、磺胺类药物、巯基乙酸、缬草属植物、苯戊溴铵、铅、麦角碱。

（三）传染病和寄生虫伴有睫状肌麻痹

麻风病、白喉、肉毒中毒、破伤风、登革热、传染性肝炎、毛线虫病、钩虫病、阿米巴病。

（四）伴有睫状肌麻痹的神经系统疾病

伴随睫状肌麻痹的神经系统疾病通常有动眼神经的损伤：Economo's 病（流行性脑炎）、传染性脑炎（麻疹、流行性腮腺炎、伤寒、猩红热、牛痘、流行性感冒、未知的病毒感染）、神经梅毒、结核性脑膜炎、脊髓灰质炎、Guillain-Barré 综合征（急性自发性神经炎）、Little's 病、颅后窝综合征、Wilson's 病。

一些靠近动眼神经的占位性病变也可以引起一定程度上可逆的睫状肌麻痹，例如蝶窦炎、口腔疾病。

（五）代谢性和内分泌疾病伴有睫状肌麻痹

这类睫状肌麻痹通常是双侧发生，该类代谢性和内分泌性疾病包括糖尿病、Graves 病、维生素（B_1、B_2、C）缺乏症、抑郁症、缺氧症。

（六）眼部有其他疾病

如亚急性青光眼、葡萄膜炎、先天性无虹膜等。

第三节 老视视觉训练的方法

一、调节三联动

人眼的调节三联动是指双眼在看近时，调节、集合、瞳孔缩小同时发生的现象。在动眼神经的作用下，内直肌收缩使眼球内转，从而双眼处于集合状态；副交感神经作用于瞳孔括约肌使瞳孔缩小；睫状肌收缩使得晶状体调节。眼外肌和瞳孔运动都可以进行正性或负性的调节。在药物或光学环境下，调节、眼球运动和瞳孔运动可以互相干扰。

调节是一个对称性和相互性的现象，即双眼应该同时向同一个功能状态进行调节。因此，与老视相关的双眼视觉训练主要包括调节训练、集合训练和眼球运动。此外，调节时的立体视也有助于近视力的集中。

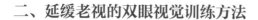

二、延缓老视的双眼视觉训练方法

与老视相关的视觉训练主要包括调节训练、集合训练和眼球运动。

（一）调节训练

调节训练主要有调节幅度和调节灵活度的训练。文中介绍了 12 种方法，可根据训练者的具体情况具体分析，选择合适的训练方法，制订个性化训练方案。以下训练都是在患者双眼配戴眼镜矫正远视力的基础上进行的。

调节训练和乒乓球运动在很多方面有相似之处。在乒乓球运动中，人眼需要对视觉追踪的目标做出快速反应，在打球的过程中眼内的睫状肌和眼外的各条肌肉交替收缩、舒张，这大大促进了整个眼球组织的血液供应和代谢，从而有效地改善了睫状肌的调节能力，在这样的锻炼中眼睛的视疲劳也得到了缓解，有效提高了调节能力。

1. 推进训练（push-ups） 目的是改进正融像性聚散和调节近点、集合近点。

（1）先遮盖左眼，将视标卡置于右眼前方 40cm 处，保持在同一水平线上，注视近用视力表上的视标，通常选择最佳视力的上一行字，保持清楚的状态并逐渐移近视标卡片，直至开始出现模糊。

（2）出现视标模糊后要继续保持努力看，如果能重新看清楚则再向眼前移近视标，如果出现持续模糊，再努力看也看不清楚了则应把视标卡移回到眼前 40cm 处。

（3）重复多次，使得眼睛能看清视标的距离越来越近。

（4）遮盖右眼，推进训练左眼，重复以上（1）~（3）步骤。

这个训练很像举杠铃，每次都尽力举起最大重量，直到再也举不起来，达到自己能承受的最大临界值。这是一个不断练习、不断挑战自我、战胜原来的自己的过程。通过日积月累的眼球训练或举杠铃，把这个临界值推进正常值，提高成绩，直到推到自己的极限值。

2. 镜片阅读 通过在眼前逐渐增加正负镜片，改变患者的调节状态，增加其调节幅度，同时让患者感受到调节状态的改变。

（1）判断训练起点：根据训练者的不同情况有针对性地进行选择训练起点，选择正负镜片。

如果训练者存在调节不足,单眼双面镜检查负镜片通过困难,镜片阅读先训练负镜片,从负镜片开始;如果训练者存在调节过度,单眼双面镜正镜片通过困难,镜片阅读先训练正镜片,从正镜片开始;如果训练者存在调节灵敏度异常,单眼双面镜正负通过均困难,镜片阅读先训练正镜片;如果对训练者的问题不够把握,镜片阅读也可以先从正镜片开始练起。

(2)训练的难度从简到难,度数从低到高。

先从低度数开始训练,如从最简单的 +0.50D 或 −0.50D 开始练起,镜片间隔 0.50D 或 1.00D 递增难度。

或者可以根据训练者的正负相对调节 NRA 和 PRA 选择起始镜片,比如说训练者的负相对调节 NRA 为 +1.50D,起始镜片就可以选择 +1.50D 或 +1.25D。

(3)选择视标:视力卡放置在距离训练者眼睛 40cm 的位置上,根据训练者的近视力情况选择相应的视力卡,近视力 0.7 以上的使用 0.6 的视力卡,近视力 0.5~0.6 的训练者使用 0.5~0.6 的视力卡,近视力 0.4 左右的训练者使用 0.4 的视力卡。

(4)训练时遮盖单眼,依照训练者的情况,选择是先练正镜片还是先练负镜片,将选择的更清晰的镜片放在眼前,通过镜片注视视力卡上第一个视标,要求训练者看得足够清楚,清楚的标准是加上镜片后看到的视标跟不加镜片时一样清楚,通过镜片将 40 个视标全部看完,该镜片训练结束。

(5)根据训练者的训练情况选择下一个屈光度的镜片重复之前的训练内容。

(6)一次训练一般使用 4 个镜片(如果是先训练正镜片,可以 3 正 1 负,如果先训练负镜片,可以 3 负 1 正,有一个不同镜片的目的是平衡训练效果),左右眼训练内容相同,控制整个训练时间在 15 分钟左右。

(7)训练终点是在选择的试镜片范围"+2.50D 至最小调节幅度的一半"内,按照一定间隔全部训练一遍。假如患者 36 周岁,近点在 33cm 处,最小调节幅度是 +3.00D,一半就是 +1.50D,训练的终点选择在 +1.50~+2.50D 之间。

(8)在训练过程中,如果出现某个镜片看不清楚,可以先让训练者持续注视一段时间,部分训练者会在一段时间后,能够看清楚视标;如果训练者在注视一段时间后,依然不能看清视标,可以通过改变视标的距离来降低训练难度,正镜片训练时可以通过移近视力卡来降低训练难度,负镜片训练时可以通过移远视力卡来降低训练难度。

举例:患者 A,36 周岁,因调节不足,需要做镜片阅读的训练,最佳矫正视力左右眼均正常。首先要明确起点是负镜片 –0.50D,终点是 +1.50~+2.50D 之间,每眼做 3 负 1 正的镜片阅读训练,选择 0.6 的视力卡片,控制阅读距离在 40cm 处,如果患者在第一阶段训练就遇到了阅读困难,可以通过移远视力卡来降低负镜片训练时的训练难度。具体计划安排如表 8-1 所示。

表 8-1　集合训练计划表　　　　　　　　　　　　　　　单位:D

计划	第一个 阅读镜片	第二个 阅读镜片	第三个 阅读镜片	第四个 阅读镜片	起点	终点
第一阶段	–0.50	–1.00	–1.50	+1.50	–0.50	+1.50
第二阶段	–1.00	–1.50	–2.00	+2.00	–1.00	+2.00
第三阶段	–1.50	–2.00	–2.50	+2.50	–1.50	+2.50

3. 镜片排序　镜片排序的训练建立在镜片阅读的基础之上。在眼前逐渐增加正、负镜片,患者看到成像变大或缩小,通过感受调节的刺激(负透镜视物变小)和调节的放松(正透镜视物变大),感知眼内肌肉尤其是睫状肌的收缩和舒张的张力,从而进一步提高调节幅度和能力。

(1)先随机拿出两个阅读过的镜片,通过注视 40cm 处视力卡,比较所看到的视标大小,按照看到视标的大小顺序,将镜片排序。

(2)再次随机拿出一个之前阅读过的镜片,与之前两个镜片进行比较,依然比较的是所看视标的大小,将这三个镜片排出顺序。

(3)然后拿出第四个镜片,跟之前三个镜片逐一进行比较,将这四个镜片排出顺序。

(4)在比较过程中,即使遇到仅比较两个镜片就可以排出顺序的情况,也要把所有镜片都比较过来,因为镜片比较的过程就是训练调节灵敏度的过程。

(5)开始训练时可以根据训练者的情况,选择 4~6 个镜片进行排序,镜片间隔可以选择大一些,间隔 2.00D 或 1.50D,间隔越大,越容易比较。

(6)随着患者的调节灵敏度提高,获得更精细的镜片辨识度,最终根据训练者的情况,要求训练者将间隔 1.00D 或 0.50D 的试镜片全部排出顺序来,且能与镜片屈光度顺序相同。

（7）如果有条件的话,可以使用毛坯镜片进行排序,可以降低比较的难度,在使用时要做好特殊标记,方便确认训练者的答案是否准确。

在镜片排序训练中,我们需要关注当下看到的每一个做阅读训练的镜片及其成像,耐心、仔细地去辨认、比较,在训练中不断提高调节的敏感性和灵敏性。

4. 字母表（Hart 训练表,图 8-1）训练　字母表由大小、远近两组训练表组成,其过程建立在推进训练（pushups）的基础上,目的是使患者获得正常的调节幅度和灵敏度,有效改善调节滞后、调节不足。

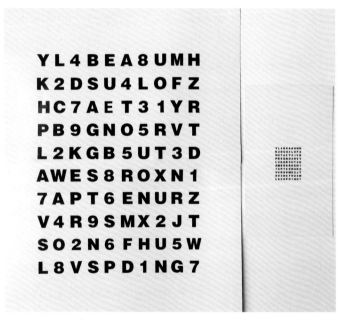

图 8-1 Hart Card

（1）大字母表贴在 3m 远的墙上,小字母表放在 40cm 处,如果在 40cm 处看不清小字母,可移远到眼前一臂远约 66cm 处,总之是要确保患者阅读小字母时的清晰和舒适。训练前要配戴远用眼镜,训练时先右眼后左眼再双眼。

（2）先遮盖左眼,小字母训练表置于右眼前一臂远的位置,注视第一排字母,看清楚并依次读出每个字母,一边读一边将小字母表慢慢移近,直到字母变得模糊。

（3）在此模糊点停留 2~3 秒,如果能看清楚则再向眼前进一步移近字母训练表;如果持续模糊,小字母表移远 2.5cm,并保持这个距离。这时迅速抬眼看远处的大字母训练表,并以最快速度看清并读出远处大字母训练表上的第一排字母。

（4）当能看清远处的字母时,迅速将注视点移到近处的小字母训练表的第二排字母,此时小字母训练表在持续模糊点稍远 2.5cm 处。交替阅读大、小字母表的第二行每一个字母后将小字母表重新移动到 40cm 处或一臂远。

（5）注视小字母表第三行,保持清晰,依次读出第三行每个字母,一边读一边将视标移近直至持续模糊,移远 2.5cm 后保持这个距离,快速抬头读出大字母表的第三行字,交替阅读大小字母表上的第四行字,重复以上（2）~（4）步骤,依次交替读完大小字母表的 10 行字后,换另一只眼训练,然后双眼训练。

Hart 字母表训练的终点是保持清晰地交替阅读大小字母表,每分钟可以交替 10 次。通过该训练可以增进调节幅度和调节速度,有效改善调节不足。在阅读小字母时,可以鼓励患者要努力;在阅读大字母时,可以暗示患者需要放松用眼。

5. 交替视远训练（distance rock） 提高视远视力的反应速度。

（1）让患者面对远用视标而立,保持腰胯稳定,形成以腰为中心的整体重心焦点,两腿分开并一脚前一脚后站立,尽量避免双脚同时承担体重,身体重心有时候在前脚、有时候在后脚,重心这样前后交替、前后摇摆看清视标。这种重心的前后转换在很多运动中常见,比如拳击、击剑运动。

（2）看清楚视力表上的第一个视标。

（3）快速转移看着左边的注视板,要确定完全看清楚。

（4）把视线转回来看第二个视标,尽快看清楚。

（5）快速转移看着右边的注视板,要确定完全看清楚。

（6）把视线转回来看第三个视标,尽快看清楚,保证每 5 秒可以完成中→左→中→右→中快速转换 1 轮,尽量保持稳定的每 5 秒完成一轮五个动作的节奏。

（7）练习时让患者慢慢向远处移动。

这个左→中→右、右→中→左交替视远训练具有速度快的特点,能够增强眼球的协调性,提高其反应的灵敏度,促进眼球的新陈代谢,对缓解眼疲劳、促进眼神经组织血液循环有积极作用。

图 8-2 是三张 E Rock Card,E 字母从大到小依次是 20/50、20/40、20/30,其中 20/50 的字母最大,阅读难度系数最低,可以从 20/50 开始训练并不断提高难度进阶到 20/40 和 20/30。图 8-3 是三张 Rock Card,都是 20/30 大小,八行五列共 40 组,但内容各异:Rock Card(1)是 40 组英文单词,均由三个字母

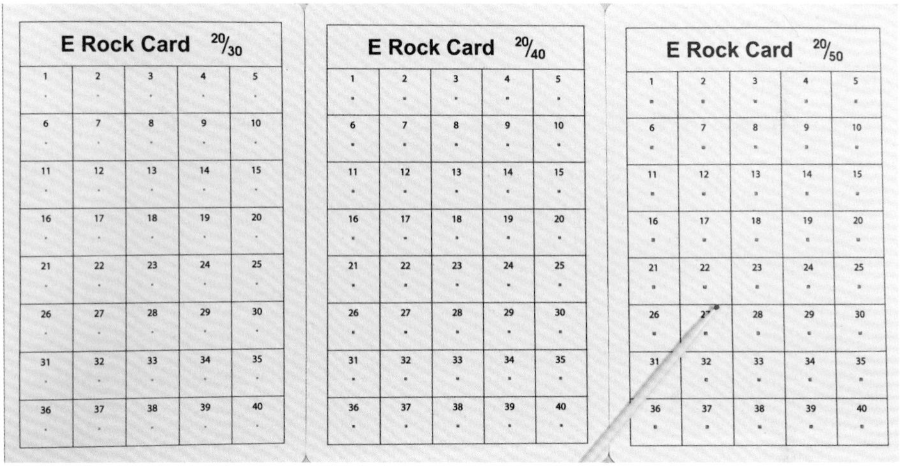

图 8-2 E Rock Card

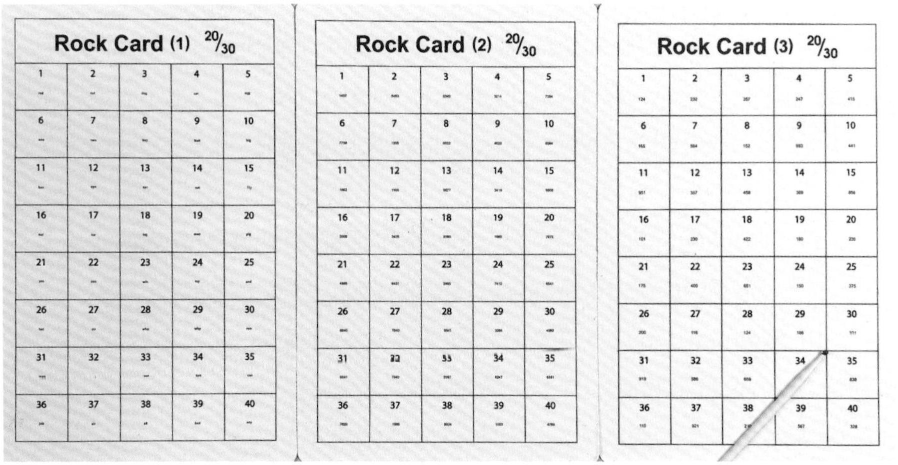

图 8-3 Rock Card

组成,如"red、cat、dog、car、egg、big"等;Rock Card（2）是 40 组 4 位数字组成的随机数字,如"1 457、5 483、2 006、1 000"等;Rock Card（3）是 40 组 3 位数字组成的随机数字,如"124、232、357、415"等。

6. 交替视近训练　在两张远近不同的近用视力表（图 8-4）或卡片之间快速交替注视,以改善近距离阅读的范围,确保患者阅读清晰和舒适。

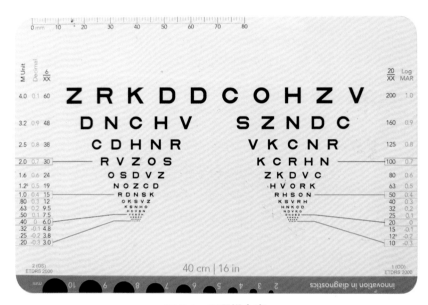

图 8-4　近用视力表

（1）准备两张近用视力表,两手各持一张卡片或一前一后平铺于桌面,近处的卡片位于 33cm 或 40cm,以确保患者阅读清晰舒适,远处的卡片较近处卡片远移 10cm,来回看远近卡片,尽快把视标看清楚,并从上到下、从大到小依次读出第一行视标或字。

（2）当患者能够快速看清并迅速转换注视视标时,稍微分离两张卡片的距离,从 10cm 到 20cm、30cm、40cm、50cm、60cm 重复上述步骤。

（3）移动两张卡片,重点是将远处的卡片向外移动,直到手臂的远端,不能够再长时,可将卡片放在桌子上的远端。

（4）两张卡片的距离≥50cm 时,进阶使用更小的视标,重复上述步骤。

（5）迅速转换视标时,要尽量有节奏,从慢到快。

（6）训练时，尽量注意到周围物体的存在，以改善近距离阅读的范围。

（7）训练 1 分钟，休息 30 秒，在确保患者能够耐受的基础上重复上述步骤多次。

这个训练不仅涉及人眼对物体细小结构的分辨能力，还涉及深度觉、运动知觉和空间视觉。这与乒乓球运动类似，紧盯注视目标，远、近、远、近来回切换，需要快速反应能力。在整个训练过程中睫状肌和眼外肌交替不断地收缩和舒张，大大促进眼球血液供应和代谢，有效改善睫状肌调节功能。

7. 单眼翻转拍训练（monocular lens flips） 翻转拍（图 8-5）通过正镜片可减少调节刺激，负镜片可增加调节刺激，储备正常的调节幅度和灵活度。

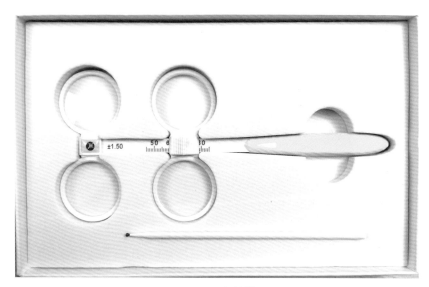

图 8-5　翻转拍

（1）患者右眼前放 +0.50D 的插片式翻转拍镜片，让患者看阅读卡上的视标（最佳视力的上一行），看清楚后翻转至 –0.50D 翻转拍镜片。

（2）如果 –0.50D 的镜片刚开始阅读时模糊，等患者报告能看清楚视标时，迅速翻转至 +0.50D，等患者通过 +0.50D 的镜片看清楚视标，这样为一个循环，反复训练。

（3）插片式翻转拍镜片每次可增加 0.50D，正镜片最大可增加至 +2.50D，负镜片最大可增加至 –6.00D。

（4）左眼的训练步骤同右眼。

（5）当患者获得 +1.50D/−3.00D 交替能力时，开始训练速度。要求患者 1 分钟达到 20 个循环，并按每次训练增加 0.50D 的镜片，正镜片增加至 +2.50D，负镜片增加至 −6.00D。

8. 双眼翻转拍训练法（binocular lens flips） 翻转拍通过正镜片可减少调节刺激，负镜片可增加调节刺激，此时集合刺激保持不变，因而调节性集合的改变必然伴随着一个同等幅度但方向相反的融像性聚散改变，所以，双眼镜片摆动训练不仅提高了调节灵活度，同时也提高了融像性聚散。

（1）让患者配戴眼镜矫正远视力。双眼通过翻转拍的正镜片看调节视标卡，看清楚后，迅速转动翻转拍，使得负镜片对着眼睛。

（2）如果负镜片阅读时模糊，等患者报告能看清楚阅读卡时，迅速转动翻转拍，使患者通过正镜片看清楚视标，这样为一个循环，反复训练。

（3）如果患者正负翻转拍有一面镜片不能获得清晰，可以降低翻转拍的度数。

（4）为了防止单眼抑制，可以在调节视标卡前放置偏振片，让患者配戴偏振眼镜。

9. 改良式交替遮眼训练 通过加正负镜片，改变患者的调节状态，在放松和紧张的状态下交替注视获得清晰视力，并改变交替频率从而训练患者调节变化的频率，改善调节变化的能力和速度。

（1）右眼前加 +0.50D 的镜片，左眼前加 −0.50D 的镜片，指导患者在左眼前加遮盖板，让右眼注视卡片上合适大小的视标，遮盖左眼直到右眼看清楚，再遮盖右眼直到左眼看清楚。如此建立循环，连续循环 20 次。

（2）改变双眼前附加的镜片，右眼前加 −0.50D，左眼前加 +0.50D，重复上述步骤，完成 20 次循环。

（3）患者继续完成 40 次循环后，增加附加镜片的屈光度，重复 20 次循环，左右眼交换镜片，继续完成 20 次循环，共 40 次循环。

在翻转拍的训练中，要求精神高度集中，两眼紧紧盯住最佳视力上一行的视标，随着拍子的不断翻转，做到"眼快手急"，这个过程需要不停地进行调节和运动，并与大脑进行快速的反馈。眼不断运转，对改善睫状肌的收缩和舒张能力有积极的促进作用,能促进眼球组织的血液供应和代谢,提高眼神经机能,减轻或消除视疲劳,是一种非常有效的视力锻炼手段。

10. 非融像性追踪法 通过在双眼间有效、平稳地转换注视,打破抑制,改善调节功能。

（1）患者平衡站立,将可调高度的浮球与患者眼睛保持水平,眼睛与球距离 60cm。

（2）戴上试镜架,将一 $6^{\triangle}$ 垂直置于患者一眼前,使患者可看到两个浮球。

（3）患者报告看到"重影""一个真实的浮球和一个虚假的浮球",此时需要引导患者看到"两个实在的物体"。

（4）在试镜架上放置镜片,一眼正镜片,一眼负镜片。

（5）询问患者是否看到两个浮球,一个在上,一个在下。同时引导患者注视上边的浮球上的视标,并保持其清晰。然后在节拍器敲打 8 下后注视下边的浮球,并保持其清晰。

（6）指导患者尽量在视野中看到两个浮球,但在训练过程中只注视一边的浮球。同时告诉患者在节拍器敲打 8 下之内尽量看清浮球上的视标,在敲打 8 下之后必须注视另一浮球。

（7）节拍器每敲打 8 下,改变注视视标,并使其清晰。

（8）在数个循环后,在患者能够快速地看清浮球上的视标时,左右眼交换镜片。继续重复上述步骤。

（9）增加镜片幅度。重复数个循环后,再双眼交换镜片,继续重复上述步骤。

（10）继续增加镜片幅度,重复上述步骤。记录患者最大的正、负镜片度数。

11. 使用偏振（红绿）图片改善调节功能 改善双眼聚散和调节灵活度,保持在不同的融像水平下的立体视觉,体会"小而近,大而远"的感觉。

（1）患者在屈光矫正基础上配戴偏振（红绿）眼镜,将偏振（红绿）立体图放置位于患者眼前 40cm 处。

（2）建立融像,指导患者观察立体图中哪些位置凸出,是否有小环凸出或大环凹进。

（3）患者使用 ±0.50D 双面镜。通过 +0.50D 镜片注视立体图,保持单一、清晰、立体的视标 20 秒。然后翻转双面镜,通过 –0.50D 镜片注视立体图,保持 20 秒。

（4）增加立体图的集合或发散需求,确保患者保持单一、清晰、立体的像,继续使用 ±0.50D 双面镜,直至集合需求达到 +25$^{\triangle}$~+30$^{\triangle}$,发散需求达到 –12$^{\triangle}$。

（5）询问患者在训练过程中是否感受到"小而近,大而远"的感觉。若没有,要指导患者感觉。

（6）当 ±0.50D 双面镜顺利完成时,使用 ±1.00D 双面镜。重复上述步骤,直至 ±2.50D 双面镜能顺利完成。

这个非融像性追踪法很像乒乓球运动中对球的定位和追踪,需要快速反应能力,有效改善睫状肌调节功能。

12. 使用裂隙尺改善调节功能　保持在不同的融像水平下的立体视觉,改善双眼调节灵活度。

（1）先将视标本翻到视标 1,根据提示把训练挡板移到相应位置。

（2）鼻尖顶在滑尺的后顶端,确认双眼通过孔隙分别看到并只看到一个视标。睁开双眼,将两个视标融合成一个图像。确保同时看到十字和圆点以及圆圈凸出或凹进去,并要求患者保持单个清晰视标 20 秒。

（3）在患者眼前添加 ±0.50D 双面镜。先通过 +0.50D 镜片注视视标,保持单一、清晰、立体的像,然后翻转双面镜,通过 –0.50D 镜片注视视标,每次注视保持 20 秒。

（4）视标本翻到下一张视标 2,根据提示把训练挡板移到相应位置。尽可能迅速融合,并保持单一、清晰、立体的像。继续使用 ±0.50D 双面镜保持单一、清晰、立体的视标,成功后按视标顺序向下一页继续训练,直至发散训练完成 7 张画片,集合训练完成 12 张。

（5）当 ±0.50D 双面镜结合裂隙尺的训练顺利完成,可以增加双面镜的度数。双面镜的度数逐步递增。重复上述步骤。

以上 12 种调节不足视觉训练的方法,从简单到复杂,从单眼训练到双眼训练,从双眼融像到打破融像训练,从融像到立体视训练,难度逐渐加大,临床中请根据老视患者的不同情况选取不同的训练方法。

(二)集合训练

人眼有一个"调节三联动"的机制,三联动指双眼在看近时,同时发生调节、集合、瞳孔缩小的现象。眼外肌、睫状肌和瞳孔括约肌都可以对调节进行正性或负性的调整。老视患者常伴有集合不足,所以在训练调节的同时,不要忽略集合功能的训练。以下介绍三种很经典的集合融像训练,它们分别是融像训练卡、三点集合卡和布罗克绳(Brock string)。

1. 融像训练卡 融像训练卡是利用融像原理,帮助训练者提高融像集合能力。该卡片长 13.6cm,宽 10.2cm;A 面是两只猫的图案,B 面是训练指导说明。两只猫主体相似但又形态各异。左边的猫有左侧胡须,有朝左的尾巴,但是没有右边的胡须和头上的耳朵;右边的猫有右侧胡须,头上有两只耳朵,但是没有左侧的胡须和朝左的尾巴。通过融像训练,人们可以看到一只完整的猫,即有两只耳朵、左右胡须和一根尾巴的第三只猫(图 8-6)。

融合训练卡的训练步骤如下。

(1)将卡片放在眼前一臂距离处。

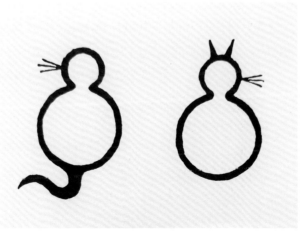

图 8-6 融像训练卡

（2）将一支笔放在卡片中央。

（3）逐渐将笔向鼻子移动，同时双眼注视笔尖，此时不要看卡片上的图案。

（4）当两只猫逐渐融合变成了一只完整的猫（第三只猫）时，停止移动笔，并尽可能长时间地维持这只猫的完整性。

（5）当第三只猫的完整性难以维持，变回两只猫时，鼻尖回到一臂远处的卡片中央，重复步骤（3）和（4）。

（6）早晚各练习5分钟。

2. 三点集合卡　三点集合卡训练是利用融合交叉视标和交叉视标原理，通过该训练可帮助提高训练者自主性集合辐辏的能力。在看三点卡片上由远及近三个不同大小的注视点时，动眼神经支配内直肌收缩，使双眼眼球内转，保持双眼处于集合、融像或辐辏的状态。当注视最远的最大点时，内直肌已经要调动力量付出努力，只是此时的任务相对比较容易；当注视点切换到中央点和近点处，难度系数在不断加大，以近点处最难。在训练中眼外肌肉尤其是内直肌、眼内肌肉包括睫状肌和瞳孔括约肌均参与了整个过程。

一套三点集合卡片有两张。第一张是A面红点，B面绿点；第二张是A面红点，B面蓝点；每张尺寸是长20cm，宽8.5cm，每面均有三个不同大小的点，从大到小的圆形直径分别是14mm、12mm和8mm，两两间隔均为49mm，所以小视标位于鼻尖前约5cm处、中视标约10cm处、大视标约15cm处（图8-7）。之所以有红、绿、蓝三色，是为了增加训练的趣味性，如红＋绿融合后发现这个点变成了橙黄色，红＋蓝融合后成为紫色，增强了该训练的游戏吸引力。

下面介绍三点集合卡的训练步骤（图8-8）。

（1）夹住卡片一端的下缘，将卡片的另一端抵在患者的鼻尖处，使卡片居中；同时保持卡片上的小视标距离眼睛最近，最大视标置于最远；可以要求患者的下颌微微抬起，以保持三点在同一水平线上。

（2）假如居中放置后左眼看到红色视标，右眼看到绿色视标；先用力注视三点卡上最远的大视标，此时患者感觉到大视标为红绿相混合融像为一个

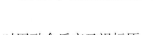

点,而中、近红绿各 2 个视标散开分布于左右两边,此时因融合后交叉视标原理,可以看到左边两个绿点,右边两个红点,整个影像呈 A 或倒 V 形,可感受到有远有近的深度觉和立体感。

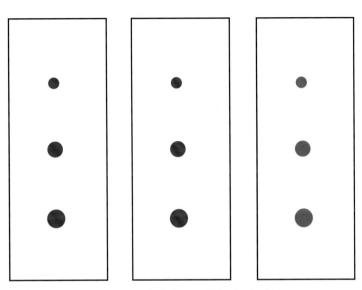

图 8-7 三点集合卡——蓝点、红点、绿点

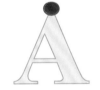

图 8-8 三点卡成像示意图

(3)注视大视标保持融合 5 秒后切换到中视标,注视中视标时,看到的影像呈 X 形,左边的远处视标为红色,近视标为绿色;右边的相反,远视标为绿色,近视标为红色。保持 X 形融像 5 秒。

(4)注视中视标保持融合 5 秒后切换到小视标,注视近处视标时,看到的影像呈 V 形,融合点变成橙黄色,红绿各 2 个视标散开分布于左右两边,此时左边红色、右边绿色。近处小视标位于鼻尖前约 5cm,所以调节和集合的需求是很高的,具有一定的难度,有的训练者一开始无法使小视标融合,有的训练者发现在保持融合的 5 秒内会回退到中视标,应告知这些是常见的现象,鼓励训练者不放弃,循序渐进,达成目标。

（5）在不同视标间,从远到近、从大到小、从易到难交替注视各 10 次。

在该图中已经用红点标注了注视点,请患者用彩笔将在训练中看到的另外四个球的位置画一画,添加到图片上。

3. 布罗克绳（Brock string,图 8-9）

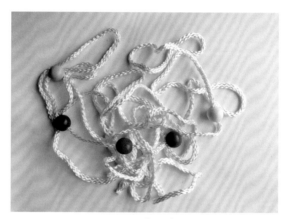

图 8-9　布罗克绳

（1）布罗克绳训练的目的和益处

a. 为了更好地了解注视系统及其与聚散系统的协调运动。

b. 在保持双眼同时视的时候,提高自主控制注视能力。

c. 加强视觉信息加工的能力。

d. 提升眼睛在扫视目标时的准确性和效率,以此建立眼睛的中心至周围的运动灵活性。

（2）训练步骤

a. 将绳子挂在门把手上。

b. 将固定在绳子一端的珠子放在门把手上。

c. 随机摆放其他珠子,但要保证与训练者最近的珠子的距离是 4 英寸（4 英寸≈10.159cm）。

d. 面对门把手站立,将绳子的另一端拉到训练者的鼻梁处,并保持绳子处于水平居中,注意手指不要遮挡视线。

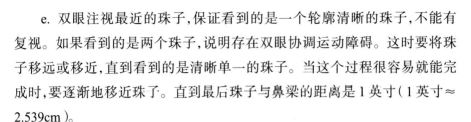

e. 双眼注视最近的珠子,保证看到的是一个轮廓清晰的珠子,不能有复视。如果看到的是两个珠子,说明存在双眼协调运动障碍。这时要将珠子移远或移近,直到看到的是清晰单一的珠子。当这个过程很容易就能完成时,要逐渐地移近珠子。直到最后珠子与鼻梁的距离是 1 英寸(1 英寸 ≈ 2.539cm)。

f. 当注视固定的珠子时,同时会看到分别连接两眼的两根绳子珠子。在这两根绳子形成的 X 的交点处,当珠子距离鼻梁只有 1 英寸的时候,珠子看上去是在 V 的交点处。

g. 依次注视不同的珠子。

h. 改变珠子的排列位置,再次训练。

i. 在左右 45° 范围内缓慢转动头部,保证眼睛看到的是两根绳子,如果转动的角度过大时,只能看到一根绳子。

(3)建议在布罗克绳训练时注意以下几点。

a. 练习的时候要尽量去感知视野中的其他事物。

b. 第一次练习时可以只用到一个珠子,帮助训练者理解训练的整个过程。

c. 注视珠子的时候要求转动头部,但不要仅仅转动头部,而应该是整个身体随之缓慢地旋转。

d. 朝着一个方向转动十次以后,再转向另一个方向转动十次。

e. 重复操作第三步与第四步,并注视绳子上的每一个珠子,谨记保持双眼的协调运动,从而保证珠子是在两根绳子的交点处。

(三)综合训练

上述训练方法中的每一个工具都是单独的训练工具,也有将多个工具集成在一起的训练工具,这类工具能够满足调节、集合、眼球追踪等多方面的训练需求,加上软件的自动化流程,使得训练过程更加方便快捷。

第四节 老视的家庭视觉训练方案

对于缺乏时间或路途遥远、不方便经常至医院训练的患者,可建议其在医院学习训练方法后在家中自行训练。在此介绍几种常见的居家训练工具,其中三点卡、翻转拍等便于携带,训练步骤简单易行,可以推荐给老视者做家庭训练使用。

一、训练前准备和总的原则

1. 保证有良好的照明。

2. 先矫正远视力再开始训练。

3. 如果出现眼球运动后的不适,请暂停训练休息一下。出现轻微不适的情况是正常的,休息后可缓解症状。

4. 在训练过程中,每完成一分钟训练,请远眺一次。

二、训练内容

(一)调节训练

主要有推进训练、交替视远训练、快速视近交替注视、单眼翻转拍训练(monocular lens flips)和双眼翻转拍训练法(binocular lens flips)。

1. 目标 改进正融像性聚散和调节近点、集合近点;储备正常的调节幅度和灵活度;改善近距离阅读的范围,确保训练者阅读清晰和舒适。

2. 方法 详见调节训练部分。

(二)集合训练

三点卡。

1. 目标 通过三点卡训练可提高训练者自主性集合辐辏的能力。

2. 方法 详见集合训练部分。

(三)眼球运动(eye stretches)

1. 目标 在每天的训练前进行眼球"热身",增强眼外肌的柔韧性和力量。

2. 方法 嘱患者尽力往各个方向看,分别朝向上、下、左、右、四个角对角线,之后双眼向360°方向做旋转,即旋转一个圆,训练者可以想象在看面前一个巨大的圆(图8-10)。每朝一个方向看保持两次呼吸时长。训练者会感觉到眼外肌的运动,但不会运动过度。

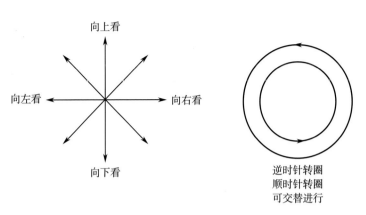

图 8-10　眼球运动示意图

三、训练计划表

本文参考了波兰老视发病延迟研究（Portland presbyopia onset delay study，PPODS）的视觉训练计划表，旨在指导老视朋友们在家自主开展家庭视觉训练。这仅是初步的视觉训练方案，以提供训练思路，当完成这些初步训练后，须咨询视觉训练医护人员，做进一步的个性化视觉训练设计方案（表 8-2，表 8-3）。

表 8-2　视觉训练季度和月计划表

视觉训练	第一个月	第二个月	第三个月	第四个月
调节训练	推进训练	交替视远训练、交替快速视近注视	单眼翻转拍训练	双眼翻转拍训练
集合训练	融像训练卡	Brock 线	三点卡	三点卡
眼球运动	眼球运动	眼球运动	眼球运动	眼球运动

表 8-3　视觉训练日和周计划表

训练日	热身眼球运动	调节训练	集合训练
周一			
周二			

续表

训练日	热身眼球运动	调节训练	集合训练
周三			
周四			
周五			
周六			
周日			

根据老视者的实际情况,安排每周训练的频度,每次三种训练,每项至少 5 分钟,每次约 15 分钟。在以上的训练计划表中可以看到,眼球运动是作为其他训练的热身运动,首先并且持续进行。前期使用三点卡建立生理性复视,推进训练可让训练者感受到调节力对于眼睛视物的影响,单眼训练远近字母表以改善单眼调节灵敏度,提高单眼调节幅度。中期使用单眼翻转拍进一步提高单眼调节功能,难度逐步增大,从 ±1.00D 到 ±2.00D。后期安排双眼翻转拍提高双眼调节灵敏度,家庭训练是 ±2.00D 翻转拍,每两天做一次,每次双眼各三遍。辅助三点卡以进一步提高自主融像能力。

大多数患者通过家庭视觉训练治疗 10 周或更短,最长 15 周治疗期,可消除或改善老视症状。如果训练实际进行了 4 个月,中间可安排三次复查,每次均须重新评估患者的双眼视和调节功能,看患者是否消除或改善老视症状,调节功能是否有明显增强。治疗 3~4 个月后评价显示一半患者希望保持原有的视觉训练方案,一半患者需要更高阶的视觉训练,制订新的方案。

整体而言,视觉训练基本解决了视功能问题,后期仍需定期复查和家庭训练巩固。

四、家庭训练维持

1. 在医院训练结束后的前 3 个月,患者可进行软件训练、偏心环卡和融像训练卡训练(图 8-6),也可以采用集成调节、集合、眼球运动等多个训练项目的智能家用训练设备进行家庭训练,每周训练 3 次,每次 10~15 分钟。3 个月训练结束时重新评估患者的双眼视和调节功能。

2. 如果重新评估的结果正常,患者无眼部不适症状,家庭训练次数可适量减少。接下来的 6 个月,患者继续进行上述训练,每周训练 1 次,每次 5~10 分钟。6 个月训练结束时重新评估患者的双眼视和调节功能。

3. 如果重新评估的结果正常,患者无眼部不适症状,患者可在每个月的第一天进行上述训练。如果患者能够很好地完成训练任务,这个月则不需要再进行家庭训练。如果患者不能完成预期的训练任务,感觉有回退现象,则继续进行上述训练,并进行每年的常规复诊。

总结展望

调节训练是延缓老视最直观的训练方式,通过了解不同类型的调节训练方法,能更有效地发现老视前期症状,延缓老视的早期发生和进展。同时不要忘记调节三联动现象,集合训练和眼球运动也是重要的。基于有效的视觉训练可以将老视前期、初期患者的老视延缓,改善老视的症状。这种简单易行的视觉训练,为即将老视和老视初期甚至老视中期患者的看近视觉质量的提高提供更大的帮助。基于电脑技术的快速发展,软件训练和虚拟现实将给人们带来更大的视觉训练空间。

变老并不可怕,这意味着经历更多的人生,由盛年缓步前行,越来越多的人加入社会最智慧的群体。"莫道桑榆晚,为霞尚满天。"老视是一个自然的过程,我们应该拥有内心的淡定和坦然。

(黄海笑　黄锦海　翁子晗)

参考文献

[1] 黄锦海. 老视治疗及其前景. 天津:天津科技翻译出版有限公司,2019.
[2] 王光霁. 双眼视觉学. 2 版. 北京:人民卫生出版社,2015.
[3] 吕帆. 老视. 上海:上海科技教育出版社,2001.
[4] 刘陇黔. 视觉训练的原理和方法. 北京:人民卫生出版社,2019.
[5] 陈小海. 视觉训练治疗青少年近视及初发期老视疗效观察. 转化医学电子杂志,2015,2(3):37-39.

［6］乐友,刘晓红. 眼的调节与调节训练（下）. 中国眼镜科技杂志, 2007,（6）: 106-107.

［7］吕星瑶. 调节不足合并集合不足的视觉训练思路. 中国眼镜科技杂志, 2021（3）: 108-111.

［8］井淼. 视觉训练在集合不足案例中的应用. 中国眼镜科技杂志, 2020（9）: 118-121.

［9］张兰华,赵鸿玉. 维生素 B_{12} 滴眼液联合视觉训练治疗调节性视疲劳患者的临床疗效分析. 中国实用医药, 2020, 15（1）: 1-3.

［10］文燕梅,罗云伟. 视觉训练对调节功能不足患者的临床疗效观察. 中国现代药物应用, 2016, 10（3）: 283-284.

［11］CALEF T. Portland presbyopia onset delay study. College of Optometry, 1995.

［12］WICK B. Vision training for presbyopic nonstrabismic patients. Am J Optom Physiol Opt, 1977, 54（4）: 244-247.

［13］林文弢. 青少年眼健康与体育锻炼. 北京: 科学出版社, 2021.

［14］韦思遥. 大脑天性创造高效心智的人生指南. 北京: 机械工业出版社, 2021.

第九章

老视的手术矫正

🔍 导语

　　老视矫正手术为脱镜提供了可能。为了满足大批老视人群视物清晰的需求,研究人员在角膜、晶状体、巩膜等层面均进行了尝试。手术方式按原理机制主要分为两大类:第一类是旨在重建部分眼调节力的方式,包括可调节人工晶状体植入、飞秒激光晶状体切割术、巩膜激光术、巩膜植入术等,此类手术机制和效果仍在探索中;第二类是非调节方法,旨在补偿和提高功能近视力,包括各种角膜屈光手术、角膜植入物(in-lay)手术、多焦点人工晶状体植入术等,此类手术目前在临床应用相对广泛,也更具有前景。不同手术方式各有优缺点,在不同的年龄阶段有不同优势,也各自具有局限性。

🔍 关键词

　　巩膜扩张术　飞秒激光晶状体切割术　巩膜激光术　巩膜植入术
角膜屈光手术　角膜植入物手术　多焦点人工晶状体植入术

第一节 巩膜扩张术

一、概述

巩膜扩张术（scleral expansion surgery）也称老视手术逆转法（surgical reversal of presbyopia, SRP），手术设计原理是基于 Schachar 调节理论，旨在通过增加晶状体赤道和睫状体之间的距离来恢复老视眼的动态调节力。

与其他老视矫正手术相比，巩膜扩张术不涉及角膜和晶状体，不影响远视力，避免了角膜扩张、角膜瓣移位、角膜感染等角膜相关并发症，以及眩光、光晕等视觉质量下降的影响，在早期老视，特别是正视眼老视患者中有显著优势。然而，通过手术真正获得的调节力增加较为有限，且有较大个体差异，长期效果也值得更多探讨。

二、手术原理和分类

Schachar 调节理论认为，晶状体直径随年龄增长而增大，使晶状体赤道部与睫状肌之间的空间距离缩短，前放射状睫状肌纤维张力减小，作用于晶状体赤道部的牵张力下降，因而调节变得日渐困难，出现老视。故该假说推测通过扩张睫状肌上方的巩膜壁，可使睫状肌远离晶状体赤道部，从而提高调节幅度，逆转老视进程。

巩膜扩张术的原理是基于 Schachar 调节假说，通过不同方式重建晶状体赤道部与睫状肌之间的生理空间，使前部睫状肌纤维扩张从而逐渐增加调节，术后通过视近训练，使睫状肌力量恢复，最终提高调节力。巩膜扩张手术旨在恢复晶状体的生理功能，而非仅仅以光学补偿为目标。其手术原理大致可以分为两类。

第一类，是通过在巩膜表面增加植入物，实现对前睫状肌对应位置巩膜的机械扩张，重建睫状肌与晶状体赤道部间的空间。1992 年，Schachar 提出巩膜扩张术理念，通过在角膜缘后巩膜周围缝合聚甲基丙烯酸甲酯（polymethyl methacrylate, PMMA）制作的环形巩膜扩张带（scleral expansion bands, SEB）扩张巩膜（图 9-1）。之后该术式又经过了一系列改进，改良了手术方法、手术器械和 SEB 类型,将原有的 360° 环形条带改为 4 个独立的 SEB,长约 5mm、直径约 0.7mm,分别在四个象限角膜缘后 2.5mm 处制作巩膜隧道,植入 SEB,机械性地拱起巩膜(图 9-2),重建睫状肌与晶状体赤道部间的空间。PMMA 材料与人工晶状体的材料相同,具有良好的生物相容性和安全性。基于早期巩膜植入物手术设计理念,即利用植入物扩大巩膜和睫状肌之间的空间以改善调节,VisAbility 微型植入系统是近 20 年来的改良方案,有望实现更加精准微创的治疗。

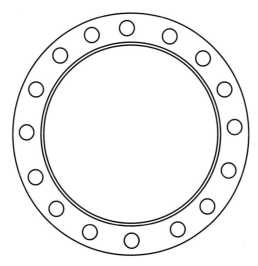

图 9-1 最初巩膜扩张术中使用的带孔缝合的实心圆形 PMMA 带示意图

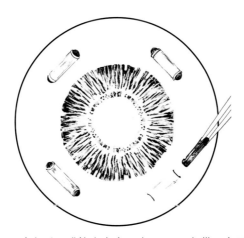

图 9-2 改良后巩膜扩张术中 4 个 PMMA 条带固定示意图

第二类,是通过直接改变前睫状肌对应位置巩膜自身的生物力学特性,实现巩膜扩张,包括前睫状体巩膜切开术(anterior ciliary sclerotomy, ACS)、激光老视逆转术(laser-assisted presbyopia reversal, LAPR)和激光前睫状体切除术(laser anterior ciliary excision, Laser-ACE)。

巩膜扩张术的共同目的是通过一定方法改变巩膜硬度或改变巩膜形状使其被动扩张,以此增加悬韧带的张力,以重塑一定调节力。一般适用于老视早期阶段,因为不影响视轴区,因此对远视力和视觉质量无影响,同时不影响其他老视矫正方法后续的使用,也适合与其他老视矫正方法联合应用。但由于Schachar调节理论仍有争议,因此巩膜扩张术矫正老视的机制仍面临挑战。

三、适应证和禁忌证

(一)巩膜扩张术的适应证

1. 年龄 45~60 周岁。

2. 存在年龄相关性调节不足。

3. 单眼矫正远视力(corrected distance visual acuity, CDVA)>0.8(20/25),矫正近视力(corrected near visual acuity, CDNVA)(40cm)<0.4(20/50),裸眼近视力(uncorrected near visual acuity, UNVA)(40cm)<0.4(20/50)。

4. 屈光度 显然验光等效球镜度数 −0.75~+0.50D,散光度数 −1.00~+1.00D。显然验光与散瞳验光等效球镜度数差≤0.50D。

5. 近附加度数(40cm)≥+1.25D。

6. 自然晶状体眼。

7. 瞳孔功能正常。

8. 角膜缘后 3.5~4mm 处巩膜厚度 >530μm。

9. 心智健康,对手术方案有正确认知,对术后效果有合理的预期,能够配合术后训练。

(二)巩膜扩张术的绝对禁忌证

1. 巩膜扩张、巩膜炎和浅层巩膜炎等病史。

2. 眼部活动性炎症反应和感染。

3. 眼部疾病如青光眼、影响视力的白内障、葡萄膜炎、眼睑缺损等。

4. 重度干眼。

5. 未控制的全身结缔组织疾病及自身免疫性疾病,如系统性红斑狼疮、类风湿性关节炎、多发性硬化。

6. 除角膜屈光手术外的其他眼部手术史。

7. 怀孕或哺乳期患者。

8. 焦虑、抑郁等精神症状。

（三）巩膜扩张术的相对禁忌证

1. 年龄超过 60 岁或已出现年龄相关性白内障,但尚未明显影响视力。

2. 除老视外,存在调节参数紊乱、集合不足等双眼视功能明显异常。

四、手术方法

（一）巩膜植入物手术

1. VisAbility 微型植入系统构成 主要包含微型植入物、巩膜刀和输送管。

（1）微型植入物:为 PMMA 材料,由主体片和锁定插片两部分组成,锁定插片两侧的纵行凹槽能顺利与主体片两脚内的轨道锁定,植入物的肩部和脚部能固定在巩膜隧道切口的两端以防移位。

（2）巩膜刀:是一种定制的一次性器械,用于制作巩膜隧道切口,建议在放置微型植入物前行超声检查以确定巩膜厚度是否能满足切口制作。

（3）输送管:由聚四氟乙烯（poly tetra fluoroethylene, PTFE）材料制作,能协助微型植入物插入巩膜隧道,最大限度地减少对周围组织的压力。接驳器是一种由钛或医用级不锈钢制作的固定装置,与微型植入系统联合使用,采用四点固定系统固定于眼球,并为巩膜刀提供对接位置。

2. 手术步骤

（1）术前标记定位:首先在患者坐位状态下于 6∶00 和 12∶00 位角膜缘位置标记,辅助术中定位直肌,标记接驳器的正确放置位置。

（2）暴露巩膜:在 3∶00 和 9∶00 位角膜缘后 0.5mm 处切开两个 3mm 或者更长的切口,钝性分离 Tenon 囊下的空间,使用不含肾上腺素的麻醉溶液水分离 Tenon 囊与巩膜,360° 环状切开结膜以暴露巩膜。

（3）放置 VisAbility 系统:对准标记后放置接驳器,将四个固定点顺时针旋转180°至停止以固定接驳器。确认接驳器周围巩膜表面不含 Tenon 囊后,将巩膜刀对接于接驳器上(图9-3),分别于四个象限 1:30、4:30、7:30 和 10:30 方向角膜缘后 4mm 制作长约 4mm、深度约 400μm 的 4 条巩膜隧道。将微型植入物主体片压缩置入输送管末端,拉动输送管头端通过巩膜隧道,主体片肩部产生抵抗力脱离输送管固定于隧道入口,继续拉动输送管脱离巩膜隧道,主体片脚部不受输送管限制主动张开并固定在巩膜隧道出口(图9-4),检查确定无结膜或筋膜组织残存于隧道内后,将锁定插片滑入轨道与主片锁紧。四个象限植入物均放置好后,将四个固定点逆时针旋转 180° 移除接驳器。

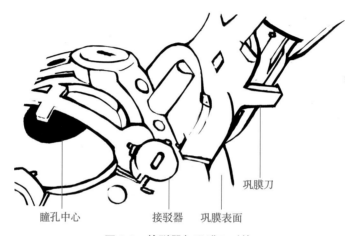

瞳孔中心　　　接驳器　巩膜表面　　巩膜刀

图 9-3　接驳器与巩膜刀对接

(4)观察眼前段血流灌注情况良好后缝合结膜,术毕眼球正面观如图9-5。

(二)巩膜松解手术及其改良术式

1. 前睫状体巩膜切开术(ACS)　1997 年,Thornton 受放射状角膜切开术(radial keratotomy, RK)启发,通过改变巩膜生物力学特性实现巩膜扩张,开创了 ACS,利用钻石刀或射频刀,自角膜缘后界至睫状体扁平部,将覆盖于睫状肌上的巩膜进行放射状切开,通过松解巩膜使晶状体赤道部与睫状肌直径的距离增大,从而提高动态调节力。

ACS 的改良方法之一,被称为"强化 ACS",将巩膜切开深度增加到巩膜全层厚度,并将巩膜组织铺展到葡萄膜表面,但术后几个月调节力仍迅速回退到术前水平。考虑 ACS 术后远期效果欠佳可能与巩膜伤口愈合收缩有关，将巩膜扩张塞（硅胶材料）缝合入巩膜切口以控制巩膜伤口的愈合，以延长 ACS 改善调节的效果。

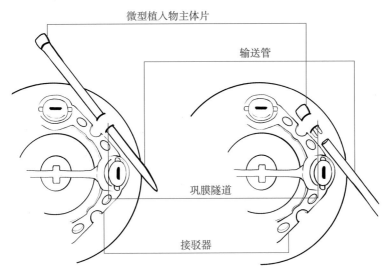

图 9-4 使用输送管放置微型植入物于巩膜隧道内

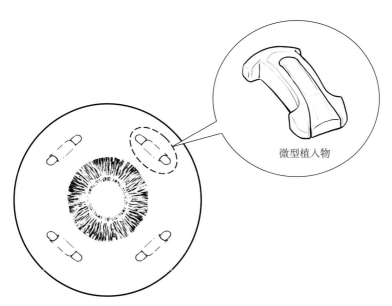

图 9-5 VisAbility 微型植入物植入后眼球正面观

2. 激光老视逆转术（LAPR） 1998 年，Lin 等提出 LAPR，使用 Er：YAG
激光在角膜缘后 0.5mm 制作 8 条放射状巩膜切口，切口长约 4.5mm，深度约
为 500~600μm，宽度约 600~700μm，眼球四个象限各做 2 条切口，其间距约
2.0mm，利用结膜下疏松结缔组织填充巩膜伤口，增加巩膜弹性，增加睫状区
巩膜周径，从而加大睫状肌与晶状体赤道部间的空间，增加调节力。由于巩膜
切开过深时存在眼球破裂风险，目前临床已不再采用该术式。

3. 激光前睫状体切除术（Laser-ACE） Laser-ACE 也是在 ACS 手术的基础
上改进的，具有良好的临床应用前景。使用 Er：YAG 激光（2.94μm，10~30Hz，
30~50mJ/cm^2），在四个象限消融巩膜，各制作一组微孔矩阵阵列，增加了巩膜的
可塑性和顺应性，从而在睫状肌收缩时增加动态调节力。每组矩阵包括 9 个直
径为 600μm、深度为巩膜厚度 85%~90% 的微孔（图 9-6），消融位置位于角膜缘
后具有重要解剖和生理意义的"三个关键区域"（图 9-7），分别为：

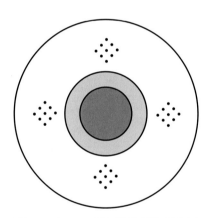

图 9-6 Laser-ACE 微孔矩阵示意图

（1）睫状肌起始处的巩膜突（距离角膜缘 0.5~1.1mm）。

（2）中部睫状体（距离角膜缘 1.1~4.9mm）。

（3）锯齿缘前睫状肌纵行纤维的插入处（距离角膜缘 4.9~5.5mm）。

手术步骤如下。

（1）角膜覆盖不透明的角膜保护罩，用专用器械标记消融位置，激光手
柄尖端有 80° 弯曲，可近距离接触眼球。

（2）每次激光消融以 30Hz 开始，接近深层时减慢至 10Hz，以防止穿透脉络膜。

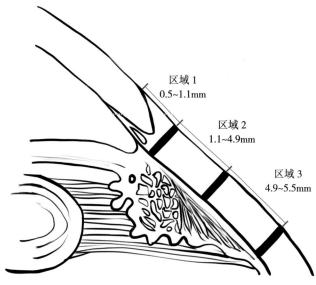

图 9-7　消融部位的三个关键区域

（3）激光消融部分用胶原基质粉末填充，防止纤维化，术毕消融区覆盖18mm 巩膜绷带镜，以防止胶原基质粉末脱失。

五、手术并发症

既往传统的老视手术，大多是通过改变角膜或晶状体的屈光度，试图通过改变眼睛的光学特性，增加非球面性或诱导高阶像差，增加景深来增强"假调节"；而巩膜扩张术旨在恢复眼球真性调节功能，故术后发生视力丧失、创口瘢痕愈合和夜视力差等风险相对较低。

（一）术中并发症

1. 巩膜穿孔　可发生于巩膜植入物手术及各种巩膜松解类型手术中，主要与操作者技术不熟练相关。Laser-ACE 可能出现巩膜的微穿孔，LAPR 消融几乎全部巩膜厚度，切开过深时甚至存在眼球破裂风险。

2. 结膜下出血　严重结膜下出血可能与手术操作不轻柔或巩膜植入物的机械损伤有关。

3. 一过性眼压改变　手术干预巩膜组织可能会造成眼压的暂时改变。例如巩膜植入物手术可能导致眼压一过性升高，而 LAPR 等巩膜松解类手术

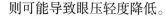

则可能导致眼压轻度降低。

（二）术后并发症

1. 远视力波动　根据手术设计原理,术后晶状体和睫状肌之间的空间增加,悬韧带收紧,使得调节能力增加。有研究证实,术后患者远视力亦出现一定程度的波动,ACS 后多并发 0.5D 的近视漂移。

2. 感染或炎症反应　如 SEB 等植入物手术,术后可能出现炎症反应和植入物感染,而极其严重的植入物感染,尤其巩膜切开的厚度过深者,由于眼球完整性结构受到影响,甚至可能引起眼内炎。

3. 巩膜植入物暴露或移位　美国联邦药品管理局（FDA）早期的一项研究显示,大约 75% 的第一代微型植入患者发生植入物移位。

4. 眼前段缺血　巩膜植入物手术中,如植入物机械性压迫血管可能引起眼前段缺血（anterior segment ischemia, ASI）,严重者引起视力损伤。

六、手术效果转归及影响因素

（一）手术效果转归

1. 巩膜植入物手术　Schachar 最早开展的巩膜扩张术,术后 1.5 年患者动态调节力高于同年龄老视患者 2D,后续临床应用中,部分患者手术效果较好,调节幅度增加、近视力提高同时远视力未受影响,但也存在调节力改善程度差异性大、稳定性差,甚至不能明显改善的情况,致使该技术的临床价值陷入争议。

采用 VisAbility 微型植入系统的巩膜扩张术,巩膜切开更加精准,巩膜扩张带体积更小,提高了该技术的安全性及有效性,目前正在等待美国 FDA 认证。参与者在术前和术后 2 年描述他们的裸眼视力为"优秀""可接受"或"差" 3 个等级。总体而言,2 年后视力达"可接受"的患者比例为 73%,大约 83% 的患者能够在不使用阅读眼镜的情况下完成近距离任务（如阅读报纸、价格和药品标签）。一项多中心临床试验（45~60 岁, 360 例患者共 708 眼）,为期 24 个月的术后随访显示,术后 1 个月 CDNVA>20/40 的眼占比 68.5%,术后 12 个月占比 75.7%,术后 24 个月占比 93.5%,而术前仅占 <1%;术后 12 个月和 24 个月的双眼 UNVA 达 20/32 的患者比例分别为 88.0% 和 89.4%,患者术后近距离视功能显著提高。术后患者远视力均未受影响,此外,手术对高

阶像差无显著影响,并未引起眩光等眼部异常视觉症状。

2. 前睫状体巩膜切开术(ACS) 该术式的早期临床应用阶段,术眼的调节幅度、近视力、屈光度于术后 1 个月和 6 个月并无明显改善;术后调节能力短期内或可出现略有改善,术后 1 年仅残留 0.8D 的调节幅度。国内临床研究发现术后早期患者近视力有所提高并于术后 3 个月趋于稳定,但近距离阅读时长仅能够维持 1 小时,手术疗效欠理想。

术前利用超声生物显微镜(ultrasound biomicroscopy, UBM)测量巩膜厚度,准确调整切口深度,将巩膜切开深度增大至全层厚度(加强式 ACS)可减少术后调节力回退;后期巩膜切口愈合挛缩仍可能导致回退情况发生,进一步使用硅胶材料制成巩膜扩张塞(scleral expansion plug, SEP)并植入巩膜切口中保持切口开放,可使术后调节力提高 1.5D,患者近距离用眼舒适度提高,增强了术后效果稳定性。

3. 激光老视逆转术(LAPR) LAPR 能够增加巩膜 - 睫状体弹性从而提高调节力,同时填充物能够及时填充巩膜切口,避免了传统 ACS 巩膜切口愈合过快导致术后回退的发生,故术后回退率更低。术后 6 个月随访患者近视力提高,调节幅度平均提高 1.96D,术后 1 年内无明显调节力回退,术后长期有效性较好。在国内两项临床研究中分别显示:术后 210 天调节幅度平均增加 2.0D,近视力提高 2 行;术后 1 年调节幅度平均增加 1.8D,近视力提高 3 行。

4. 激光前睫状体切除术(Laser-ACE) Laser-ACE 能够提高老视患者的调节力和近视力,并在一定时间范围内具有稳定性。患者近、中距离视力于术后 6 个月达到峰值,术后 6~12 个月内轻微下降并趋于稳定;术后 12 个月患者双眼和单眼近距离视力均明显提高,平均阅读速度提高,主观视功能满意度提高,患者远视力、屈光度、角膜曲率、高阶像差及瞳孔大小均不受影响,最长随访时间达 13 年的临床观察已证实其具有长期稳定性与有效性。此外,患者术后立体视水平较术前提升,规避了其他单眼视原理老视手术的弊端。但患者术后眼压始终略低于术前,是否会对老年患者眼部健康造成影响,仍需大样本长期进一步观察验证。

（二）影响因素

巩膜扩张术治疗老视的主要理论基础旨在通过增加睫状肌与晶状体赤道部间的空间增加调节,其手术效果受多种因素影响。

1. 巩膜厚度 巩膜厚度决定了扩张物植入深度、巩膜切口深度等对手术效果具有重要意义的相关因素,巩膜越薄,手术能够增加的调节力越小。

2. 扩张物位置 SEB 移位、脱出或旋转将影响术后巩膜张力大小和均匀性,从而影响手术效果。

3. 巩膜隧道切口设计 巩膜隧道的位置、深度、张力均匀性等均对术后效果以及长期稳定性等具有关键影响作用。以巩膜切口深度为例,应达到巩膜厚度的 75% 以上,切口过浅将影响手术效果且术后回退率高。

4. 巩膜组织愈合情况 巩膜切口组织愈合影响巩膜切口的开放深度,瘢痕牵缩影响巩膜的弹性和扩展性,最终导致术后回退的发生。此外,激光手术能量不宜过高,否则对巩膜产生热灼烧作用,促进巩膜瘢痕化。

5. 视功能训练 术后适当进行视功能训练有助于调节功能恢复。

6. 其他 晶状体密度及体积、角膜屈光力、眼轴长度等因素,均会影响眼部调节状态,从而影响老视矫正术后的恢复情况。

目前巩膜扩张术的适用范围仍相对较窄,且一些早期的手术方式由于术后的效果、长期的稳定性或并发症等问题未被学界广泛认可,但其作为一种非侵入式"外眼手术",在安全性方面具有一定的自身优势。随着技术不断改进,新型巩膜扩张类手术正在逐步走向临床应用阶段。

(张丰菊 宋彦铮 孙明甡)

第二节 人工晶状体植入术

一、概述

虽然角膜屈光手术可以矫正屈光不正,但并不能阻止老视的进展。老视的发病主要是由于年龄相关性晶状体增厚、变硬,随着时间的推移,调节功能逐渐丧失。因此,基于晶状体的屈光手术不仅可以矫正屈光不正,而且能在晶状体混浊的情况下改善视觉质量,从源头解决老视问题,免去未来白内障手术的需要。

随着老视患者人数的增多、脱镜需求的增加,以及老视矫正的人工晶状体(intraocular lenses, IOL)技术的提高,晶状体摘除治疗老视的手术近年来发展迅速。治疗老视的屈光性晶状体置换术(refractive lens exchange, RLE)

是指在摘除白内障或透明晶状体后，眼内植入能够有矫正老视功能的 IOL，术后患者不仅恢复远视力，而且也能获得一定的近视力，进而摆脱戴镜的不便。此类手术术前的精准测量、精确计算、精细手术，以及恰当的患者选择是患者术后能够获得全程而清晰视力的关键。

二、适应证与禁忌证

成功的 RLE 离不开完善的术前评估，即术前应仔细考虑适应证、风险效益比，选择合适的患者群体。

RLE 的一般适应证包括屈光不正、不同程度的老视、晶状体混浊和较高的脱镜意愿。禁忌证包括独眼、飞行员、急救职业、夜间工作者、伴有眼部组织病变、大角度的隐斜视、瞳孔异常的患者、抱有不现实期待的患者。在这些情况中，成功的 RLE 也不足以达到期待的光学效果。

对于老视患者，RLE 提供了相对理想的功能性多焦点双眼视觉，以提高远、中、近视力。需要根据患者的年龄、屈光状态、老视和晶状体混浊的程度、角膜地形图检查结果、脱镜意愿、眼病史和干眼状态等进行详细考虑。

1. 远视或短眼轴　不同程度的老视是 RLE 的主要适应证。其中，中高度远视和短眼轴患者适合进行 RLE，尤其适用于浅前房的患者，他们易患闭角型青光眼。研究显示，RLE 手术将自然晶状体替换成 IOL 后，显著扩大了房角并增加了前房容积。

2. 轻中度近视　近视患者的屈光手术选择多样，包括激光角膜屈光手术、有晶状体眼 IOL 植入术和 RLE 手术。理想的手术方法依据患者的年龄、屈光不正程度、老视状况和眼部解剖结构而定。在符合适应证的情况下，充分评估眼底情况后，可以考虑 RLE 手术。

对于术前 −2.00~−3.00D 的轻中度近视患者，也面临独特的挑战，并需要对患者的术后预期进行特殊的指导。这些患者的屈光不正可以自然地抵消老视，意味着他们看近可以不戴眼镜。可以想象，即使 RLE 术后远视力和中距视力得到改善，但是看近需要戴眼镜，那将仍给他们带来不便。因此风险效益比的评估更加重要，要仔细考虑患者戴老花镜的选择，了解他们所期望的术后结果。角膜接触镜进行单眼视或短暂的单眼视试戴，也可以模拟患者术后预期结果。

3. 高度近视和视网膜脱离 高度近视的老视患者同样非常希望 RLE 术后能够获得良好的视力,从而实现脱镜意愿,但是目前他们的 RLE 手术仍然面临着挑战。影响 RLE 术后满意度的原因主要是患者视近需求不能得到充分满足,其次是术后容易出现视网膜脱离。此外,高度近视眼底并发症的出现,如近视性黄斑病变等,会导致 RLE 术后出现远、近视力的下降,甚至导致多焦点 IOL 不能发挥出应有的作用。因此,对高度近视患者采用 RLE 时应保持谨慎。术前对患者黄斑情况、周边视网膜情况进行评估十分重要,任何周边的牵拉应在术前进行预防性的治疗。应根据患者的年龄、眼轴长度和玻璃体与视网膜的交界面状态来选择手术方式。

4. 眼表和角膜病变 重度干眼患者的 RLE 手术选择须谨慎,术后可能出现干眼症状加重的情况,由于泪膜的不稳定,可能导致术后视觉质量的不稳定。因此,充分的泪膜评估、术前谈话非常重要。此外,由于 Fuchs 角膜内皮营养不良患者进行白内障手术时,应尽量减少超声能量,以避免角膜内皮细胞进一步丢失。如果在疾病早期,即在大范围角膜内皮细胞损失之前,老视出现而晶状体尚未混浊时进行 RLE 可能是有益的。一旦白内障发生,晶状体硬度较高,需要更多的超声乳化能量和手术操作,会对角膜内皮造成更大的影响。

5. 全身系统的健康评估 一些全身系统的疾病未来可能影响眼部的健康,因此需要确定和权衡患者 RLE 术后长期的安全性和有效性。例如控制良好的糖尿病患者并没有明显的视网膜病变时,仍然可以考虑行 RLE;糖尿病控制差且糖尿病视网膜病变风险高的患者最好不要选择多焦点 IOL,而是考虑疏水性丙烯酸酯的单焦点 IOL。许多其他系统性疾病也应该仔细考虑,因为它们可能会影响患者的长期视力和满意度,包括自身免疫性疾病(如胶原血管病、重症肌无力等)和精神疾病。虽然目前并未对将要进行 RLE 的患者进行正式的心理评估,但是仍建议患者在做 RLE 的时候,考虑和权衡那些可能会影响患者对 RLE 预期结果满意度的情况和人格特质。

三、手术机制和方法

(一)使用单焦点 IOL 进行单眼视矫正

单眼视由 West Smith 在 1958 年首次提出并用于老视的治疗,机制是利用两眼间的模糊抑制,即非主视眼视觉模糊更易被抑制。通常单眼视 RLE 手术会将老视患者调整为主视眼用于看远,非主视眼用于看近。通过将主视眼目标屈光状态设置为平光,非主视眼最大屈光度设置为 –1.50~–2.00D,可以得到实用的中距及近距离视力。对于不能耐受完全单眼视矫正的患者,可以采用最小单眼视的策略,即将看远眼的屈光度数设定在 –0.25~–0.50D,看近眼的度数设定为 –0.75~–1.25D。虽然这类手术会降低非主视眼在视远时的高空间频率对比度,但许多患者能学会如何去补偿这一情况。矫正主视眼远距视力有助于模糊抑制和最大化空间知觉。

研究表明,大部分接受单眼视的患者耐受良好,对于单眼视的满意度达到 73%~80%,但术后仍可能会有一些不适情况的出现,如有些患者易出现视疲劳、双眼焦点不同、距离感欠佳,这需要一个适应过程。许多因素会影响单眼视 RLE 成功率,包括患者的期望、主视眼、抑制眼内模糊的能力、双眼视力及术前屈光不正。屈光术后主视眼的正视状态是手术成功的关键,对视觉期望的深入评估和全面解释是筛选此类手术患者的必要过程。

综上所述,虽然单眼视的手术设计对立体视、对比敏感度等视功能有一定影响,但仍不失为一种可行的老视矫正方法。应预先向患者说明单眼视的特点。合理选择视远眼,确定预矫屈光度,并充分考虑影响其成功率的各项因素。在 IOL 手术中应用单眼视时,可以先以单眼视角膜接触镜试戴,以提高成功率。

（二）多焦点人工晶状体矫正老视

目前矫正老视的多焦点 IOL 置换术是主流的手术方式,应用广泛,手术效果好,满意度高。多焦点 IOL 具有两个及以上焦点,利用折射或衍射的光学原理,使经过它的光线形成多个焦点产生伪调节,远处和近处的光线均可以成像于视网膜上,如若二者在视网膜上产生的物像差别过大,大脑皮层融合困难,则选择清晰像,抑制模糊像,患者必须专注于某图像或某一特定距离的物体。多焦点 IOL 能够矫正近视和远视,传统上通常用于白内障或透明晶状体摘除术后替代自身晶状体。比起单眼视,多焦点 IOL 在矫正老视时能够使光线更多地汇聚到双眼的视网膜上。

1. 多焦点 IOL 的类型

（1）双焦点 IOL：早期传统的多焦点 IOL 具有 2 个折射区域，一个为平光，另一个附加 +3.00~+4.00D。应用较多的双焦点 IOL，常用的主要包括 Restor IQ（+3.00D）、Tecnis MF（+4.00D）、ReZoom（+3.50D）、AT LISA 809MP（+3.75D）等多种类型。双焦点 IOL 可以看近和看远，患者术后可以同时完成远距离及近距离的视觉任务。但是，中距离视觉任务比如操作电脑等这些问题始终没有得到完美解决。

（2）三焦点 IOL：现代的老年生活日益多样化，患者对远、中、近三个距离甚至是全程连续视力的需求更加迫切。随着设计技术和工艺的发展，新型三焦点 IOL 的光学和视觉质量都得以提升。比如，AcrySof IQ PanOptix（图 9-8）中央 4.5mm 衍射区包含三个衍射高度，周边是折射区形成远焦点，采用 Enlighten 光学技术再次将 120cm 焦点处光能重新分配到远焦点，增加远焦点光能，最终形成远、中（60cm）和近（40cm）三个焦点，提供 +2.17D 中附加和 +3.25D 近附加，这种衍射结构可提高光能利用率。AT LISA tri 839MP（图 9-9）中央 4.34mm 为三焦点光学区域，4.34~6.00mm 为双焦点光学区域，近中距离附加分别为 +3.33D 和 +1.66D；采用光线不对称技术减少光晕形成，平滑微相位技术减少散射并增加透光率。研究显示，上述三焦点 IOL 与双焦点 IOL 植入术后远近视力、阅读速度、对比度视力、对比敏感度和主观视觉质量问卷评分差异无统计学意义；离焦曲线显示三焦点 IOL 具有比双焦点 IOL 更好的中间视力（图 9-10）。

（3）景深延长型人工晶状体：景深延长型（enhance depth of focal，EDOF）IOL 的光学区采用非球面设计，通过扩展景深或延长焦点，从而获得物像

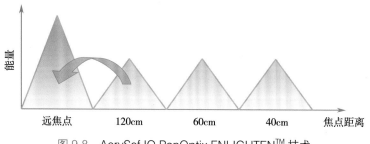

图 9-8　AcrySof IQ PanOptix ENLIGHTEN™ 技术

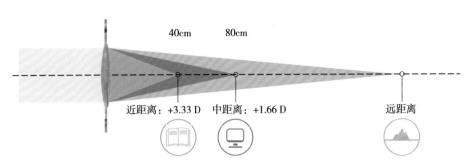

图 9-9　AT LISA tri 839MP 三焦点原理图

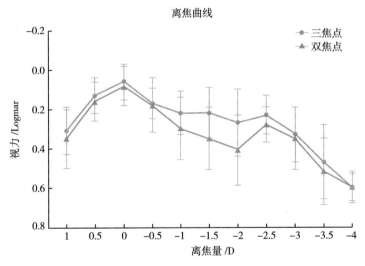

图 9-10　三焦点 IOL 和双焦点 IOL 离焦曲线对比

清晰范围的扩大，预计可增加高达 2.0D 的焦深。目前是利用衍射、像差或小孔（中央孔）原理来实现。据多中心临床研究的 6 个月初步报道，双眼植入 EDOF IOL，可为 +2.00D 以下近附加的老视同时伴有近视的患者，提供良好的远、中、近视力，有望成为未来治疗近视合并老视的新技术。

目前应用较多的 Tecnis Symfony（图 9-11）可提供一定距离范围内良好的连续视程。Symfony 设 9 个衍射环，20/25 以上视力的焦深可达 1.5D，光能损失率较低。通过 Echelette 衍射光栅设计，引入新的衍射模式来优化衍射阶梯的形状、高度及间距，提供不同光学区域光线的相关干涉，达到焦点的延长；还通过色差消除设计提高 IOL 阿贝数减小色差、零球差设计以降低球差的影响,弥补了因景深延长而导致的视网膜成像质量下降。Tecnis Synergy 优化了 Symfony 的 Echelette 衍射,通过 15 个衍射环使景深进一步延长,近视力能得到进一步改善。研究显示,EDOF IOL 能为老视患者提供较为满意的近和中视力,且视觉干扰现象更少见。

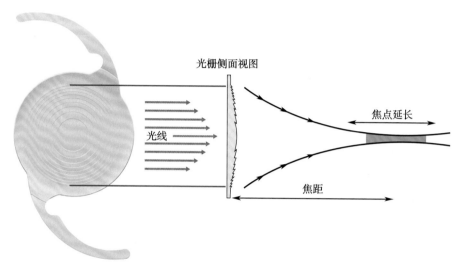

图 9-11 Tecnis Symfony Echelette 衍射光栅设计

(4)区域折射型人工晶状体:区域折射型多焦点 IOL 的光学设计为两个扇形折射面,分别提供远、近视力、非球面设计、由远及近过渡性分布,两个折射面的焦点在同一视轴上。这种多焦设计能量损失小,光散射小,干扰低,对比敏感度较好;不足之处在于如果 Kappa 角过大(瞳孔偏位、囊袋偏位)时将失去多焦效果,光线只通过面积更大的扇形折射面,变成单焦,但仍能保证患者的远视力。以 SBL-3 为例,其上方稍大的扇形部分为视远区,下方稍小的扇形区域为视近区,附加了 +3.0D 的屈光度,两区域之间有一平稳过渡区约占 7%,即为光学损失的总量,因此能在提供良好远、近视力的同时尽可能减少不良光学现象的发生。

2. 多焦点 IOL 矫正老视的注意事项 术前在充分沟通的前提下,了解患者的性格、职业和视觉预期,详细告知患者多焦点 IOL 术后可能出现的眩光、光晕等不适症状,尤其夜间不适感加重。权衡脱镜和视觉干扰之间的利弊,帮助患者认识术后结果和理想结果间的差距。强调术后可能存在残余屈光度数,有需要再次手术矫正的可能。同时须告知患者,手术的目的是获得功能性视力,即舒适地完成日常活动,而非完全放弃眼镜,在进行某些特殊需求时,可能仍需配戴眼镜。

中央连续环形撕囊建议直径为 5.0~5.5mm,囊口全周应覆盖多焦点 IOL 光学部边缘,以保证 IOL 居中性和有效晶状体位置,减少倾斜、偏位及囊袋皱缩引起的不良视觉症状。完美的 IOL 居中及合适撕囊大小和形状也是患者满意度的重要条件,图 9-12 为老视患者植入多焦点 IOL 术后 OPD-Scan Ⅲ图像,可见残余前囊膜,撕囊大小适中、IOL 位置居中,可见多焦点 IOL 的多个同心圆衍射环,患者术后满意度好。此外,飞秒辅助的 RLE 改善了居中性及撕囊大小,也可辅助应用于多焦点 IOL 植入的 RLE 手术。具体多焦点 IOL 的应用要点可参照《中国多焦点人工晶状体临床应用专家共识》。

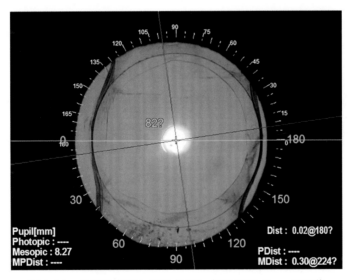

图 9-12 老视患者植入多焦点 IOL 术后 OPD-Scan Ⅲ图像

3. 多焦点 IOL 矫正老视的效果 研究提示,多焦点 IOL 的接受率很高且耐受性良好。多焦点 IOL 用于双眼的手术,已获得成功的脱镜效果,80%~90% 的术后患者在视远、视近时无须配戴眼镜。对多焦点 IOL 植入的 RLE 术后最常见的不满意原因为残余屈光不正,其次是眩光和光晕。但是,

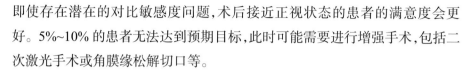

即使存在潜在的对比敏感度问题,术后接近正视状态的患者的满意度会更好。5%~10%的患者无法达到预期目标,此时可能需要进行增强手术,包括二次激光手术或角膜缘松解切口等。

（三）可调节人工晶状体矫正老视

可调节 IOL 是利用力学原理结合表观调节的理论对传统的 IOL 加以改进,即模拟人眼调节机制,通过光学部在囊袋内的前后移动来达到看远看近的目的(伪调节),以发挥表观调节的最大效用。

普通单焦点 IOL 虽然可改善患者的屈光状态,提高视力,但是因为无调节力,故患者术后无法同时获得较好的远、近视力,只能长期处于远视或近视状态,并需要通过镜片矫正才能取得最佳视功能。近年来根据模拟模型提出的光学区位移原理设计的可调节 IOL 开始应用于临床。可调节 IOL 通过使用多种技术来改变 IOL 的屈光特性,从而尽可能地模拟自然晶状体的调节能力,植入物很大程度上依赖于睫状肌收缩引起的屈光力的改变,能动态增加屈光度,将焦点从远处移到近处或中间。但是在某些情况下,虽然可调节性 IOL 已经被植入,但附着 IOL 囊袋的睫状肌或悬韧带的肌肉可能无法正常工作,此类情况下,可调节 IOL 可能无法改善近视力,只能作为单焦点 IOL 提供良好的远视力。

四、手术并发症及预防和处理

手术并发症的出现,可能来源于术中操作、愈合、感染、晶状体相关的物理问题以及术前测量不准确等问题。

1. 光学干扰现象 光学现象例如:光晕、眩光、星芒和单眼复视是 RLE 术后相对常见的不良事件。由于单纯的老视和透明晶状体患者术前不存在由于晶状体混浊而导致的光晕和眩光严重的对比敏感度等问题,因此,对于摘除透明晶状体的患者,术后出现的视觉干扰会更容易导致患者的满意度下降。根据现有技术仍很难预知患者是否可以耐受术后 IOL 引发的视觉干扰,因为每位患者的满意度很大程度上是由个体容忍度和神经适应性决定的。

患者瞳孔较大会有更高风险出现视觉干扰。因为瞳孔在低亮度时会扩大,此时瞳孔边缘到达 IOL 光学面边缘。目前可进行各种暗视能力的评估方法,比如瞳孔测量法,在术前评估术后夜间视觉症状的相关危险因素。如果患者黑暗条件下瞳孔增大到可能侵犯治疗区,医生可在术前告知术后出现上述症状的风险相对较高。同样,医生也可以建议应用单焦点 IOL 来降低风险。

如果有光晕或者其他光学症状出现导致患者不满意时,可应用稀释的毛果芸香碱滴眼液使瞳孔相对缩小从而减轻光晕发生。其缺点是可能导致睫状体痉挛,进而导致患者产生不适感。

此外,IOL 的偏心、倾斜可使这些症状加重,应当对这些患者的相关情况进行排除,并且可通过治疗后发性白内障、残余屈光不正和眼表疾病来缓解光学干扰症状。医生应该告知这种光学干扰的不适会随着时间的推移逐渐减轻。但是,大约 10% 的 IOL 眼患者会有严重的不适症状,因此在术前应充分向患者解释上述症状的发生率。

2. 对比敏感度下降 对比敏感度即为明亮变化对比下人眼识别正弦光栅视标在不同空间频率的能力。基于多焦点 IOL 的光能分配原理,与单焦点 IOL 相比,多焦点 IOL 会导致对比敏感度有一定程度的下降。另有研究表明植入多焦点 IOL 的患者在术后早期(3 个月时)低中空间频率对比敏感度在正常范围内,而高空间频率对比敏感度则稍有下降,但术后 7 个月各个空间频率的对比敏感度均在正常范围。随着时间的推移,患者的大脑皮质经过一段时间适应后,大多数可以逐渐接受多焦点 IOL,其对比敏感度一般会得以恢复。

3. 精细视力下降 尽管多焦点 IOL 用于矫正老视已经得到了极大的发展,但现有的多焦点 IOL 植入后仍不能满足患者极其精细的视觉任务,比如看特别小的字或精细的近距离绘图、工作等。在精细任务要求较高时,患者可能还是需要一定程度上借助配镜来完成。因此,在术前沟通患者的职业、视觉任务的距离、精细任务的需求等非常重要。

4. 屈光误差 屈光误差是指通过术前测量和计算后,意外出现的术后持续存在的屈光不正。这种屈光误差导致的视力不良在老视矫正中尤其敏感,也是导致治疗满意度不佳的主要原因之一。眼轴和精确的晶状体度数计算在 RLE 手术前是极其重要的。如果能够精确地进行测量和计算,可很大程度上减少术后屈光不正的发生。即使如此,经过精确计算和适当的计划后仍有屈光误差发生的可能。晶状体置换后轻微的屈光不正可行角膜屈光手术进行矫正,这也是最快、最有效且最安全的做法。另一种做法是在原有的 IOL 前植入第二枚“背靠背” IOL。严重的屈光误差,在充分和患者沟通后,需要进行晶状体置换手术。

5. 其他手术相关并发症

(1)黄斑囊样水肿:黄斑囊样水肿是常见的一种白内障超声乳化联合 IOL 植入的术后并发症,也可能发生于老视患者的 RLE 术后。与光学现象一样,白内障患者对于黄斑囊样水肿的容忍度要好于透明晶状体的老视患者。非甾体抗炎滴眼液可用于预防和治疗黄斑囊样水肿,因此推荐在术后 4 周内使用。黄斑囊样水肿在发生后囊破裂、玻璃体脱出、虹膜嵌顿、活动性葡萄膜炎、糖尿病和既往发生过视网膜血管闭塞的患者更为常见。

(2)后发性白内障:后发性白内障(posterior capsule opacity,PCO)是发生在任何形式的 IOL 植入后常见的并发症,大约发生在术后 1 到 2 年。PCO 被认为是由于残余晶状体上皮细胞增殖并从赤道部移行至后囊表面形成。这些细胞聚集成珍珠样,使视力下降并可导致复视。也可能会发生后囊纤维化导致类似症状。年轻、糖尿病患病是 PCO 发生的危险因素,此外,PCO 还与植入的 IOL 类型有关,植入多焦点 IOL 的患者对 PCO 的发生更加敏感,可以早期进行 YAG 激光切开。RLE 术中完全后囊膜抛光、较小且居中的撕囊等操作可以降低 PCO 的发生率。

(3)视网膜脱离:在 RLE 术后视网膜脱离有一定的发生率。因为视网膜脱离是严重的可导致灾难性后果的并发症,术前应积极评估并告知患者风险。研究显示,RLE 术后 6 年视网膜脱离的发生率约为 0.39%,是自然发生视网膜脱离的 2.3 倍。年龄偏小(小于 50 岁)、男性、视网膜脱离家族史、视网膜脱离个人史、长眼轴、眼外伤史、易感视网膜病变、后囊膜破裂等是 IOL 眼视网膜脱离发生的危险因素。根据多项研究,高度近视患者在 RLE 或白内障手术后发生视网膜脱离的风险为 0%~8% 不等。建议在 RLE 术前进行详细的眼底检查,当遇到存在高危风险的患者时,如高度近视、格子样变性等患者,术后尽快进行再次视网膜检查或长期眼底随访。

五、术后随访、影响因素和转归

RLE 术后应进行密切的随访,了解视力情况、脱镜率及患者满意度,针对一些术后并发症及时发现、积极解释、早期干预和治疗。多焦点 IOL 植入术后随访建议密切关注:不同距离视功能情况,日常视功能如驾驶及阅读的视力感觉、昼夜视力主观感觉等,对比敏感度,戴镜情况,术后像差等。

1. 视力和脱镜率 在多焦点 IOL 应用后,术后效果极大提升。一项来自美国眼科学会的最新的系统综述分析了 34 篇文献显示,应用多焦点 IOL 矫正老视可有效改善术后的远近视力,而不同焦点下的近视力与多焦和 EDOF IOL 的近附加度数直接相关;与单焦 IOL 相比,大多数多焦点和 EDOF IOL 的脱镜率更高。报道显示,RLE 术后平均脱镜率约为 80.1%。另一项研究比较了老视患者单眼和双眼三焦点 IOL 植入术后的视觉效果和患者满意度,发现单眼和双眼手术的术后双眼远视力和最佳矫正远视力(best-corrected distant visual acuity, BCDVA)无明显差异,而双眼裸眼中、近视力在双眼手术中更好;双眼手术组的预测性和有效性更高,而单眼手术组的安全性更好。

2. 患者满意度 总的来说,大多数患者对多焦点 IOL 植入术后的效果满意。研究显示,RLE 多焦点 IOL 植入术矫正老视后,健康相关生活质量和视力相关生活质量均在术后 1 年较术前水平显著提高。患者对术后效果不满意的最常见原因有:光学干扰不适、对比敏感度下降、精细视力下降、持续或新出现的屈光不正、干眼、大瞳孔、后囊膜混浊等。也有研究显示,患者满意度在手术后 6 个月提高,可能是由于神经适应作用。尽管有一些视觉干扰现象,大约 92% 的患者表示仍会再次选择三焦点 IOL。

(卢 奕 隗 菱)

第三节 有晶状体眼后房型人工晶状体植入术

一、手术机制

有晶状体眼后房型人工晶状体(implantable collamer lens, ICL)植入术是将 ICL 植入后房,将 ICL 的脚襻固定于睫状沟内,ICL 位于虹膜与自然晶状体之间。

ICL 的优点包括:通过"加法"改变人眼的整体屈光力,可矫正的屈光不正范围较角膜激光手术更大;保留角膜组织完整性,不影响角膜神经和泪膜功能等眼表健康,便于日后白内障手术的晶状体度数计算;保留自然晶状体,保存生理调节力;具有可逆性。

当近视或散光患者伴随老视出现时,进行屈光度矫正的同时,常规结合老视度数进行单眼视设计。主视眼根据主观验光度数足矫,保证 BCDVA,非主视眼根据老视程度进行适度欠矫,预留的低度近视可满足患者的近视力需求。双眼同时视时不出现视觉混淆,可获得稳定的双眼单视。

二、术前评估

1. 病史

(1)屈光不正及其矫正史,屈光度数稳定情况。配戴角膜接触镜的患者,建议术前停戴角膜接触镜,一般建议软性接触镜停戴 1 周,硬性透氧性角膜接触镜停戴 3 周,角膜塑形镜停戴 3 个月。

(2)眼部疾病、外伤及手术史。

(3)家族史,尤其是高度近视、角膜营养不良和青光眼等眼病。

(4)全身疾病史,尤其是自身免疫性、结缔组织性疾病。

a. 药物史、药物不良反应和过敏史。对于目前正在服用的影响眼部代谢或者有眼部副作用的药物需要做停药洗脱处理。

b. 职业、生活和用眼习惯等。了解平日的戴镜度数,尤其是看近时是否会脱下远用眼镜。了解患者看近和精细视力的需求、夜间驾驶的需求。

2. 常规术前检查

(1)视力:包括单眼裸眼远、中、近视力,戴镜远、中、近视力;了解现有镜片度数是否满足患者远、中、近视力的需求。

(2)外眼、眼前节、眼后节情况:检查是否存在角膜瘢痕、内皮病变、晶状体混浊、虹膜异常、杯/盘比。在术前需要对自然晶状体的密度进行评估,对于已经出现轻度白内障或晶状体密度增加的患者,需要结合最佳矫正视力判断现有的白内障对视力的影响程度,确认经过光学矫正可提高视力者,可行ICL 植入术。

散瞳检查视网膜是否存在高度近视相关病变如视网膜变性、出血、裂孔、脉络膜新生血管。必要时行 OCT 和视野检查评估视网膜和视神经病变程度。

(3)眼位:须采用角膜映光点法、三棱镜或同视机检查排除斜视、复视等病变。单眼视设计不适合眼位异常患者。

(4)屈光度数、最佳矫正视力:电脑验光和综合验光仪主观验光相结合。自然瞳孔验光时需要检查主视眼和调节幅度、近附加,并予以单眼视试戴。

(5)角膜地形图和眼前节各项观察指标:排除活动性角膜病变如圆锥角膜、严重的角膜斑翳、严重的眼表疾病。

(6)白到白(WTW)、前房深度:注意不同检查仪器对指标的检测方法和不同仪器之间的测量误差。

(7)角膜内皮情况:对于具有老视症状的患者来说,内皮细胞计数的测量尤为重要,必要时需要结合角膜共聚焦显微镜排除角膜内皮病变。

(8)眼压:眼压检测需要结合角膜厚度进行评估,可利用角膜地形图仪或眼压计附带的矫正厚度影响的指标进行判断。

(9)瞳孔直径:暗瞳直径或黄昏光瞳孔直径对评估术后拱高和视觉质量有重要意义。

(10)眼轴长度:须结合眼轴长度和主觉验光、角膜曲率、晶状体密度综合评估,注意晶状体源性近视的存在。

3. 矫正度数试戴

(1)主视眼和近附加。

(2)视功能相关检查:如调节幅度等。

(3)主视眼足矫,非主视眼根据近附加度数调整预留近视,予以试戴。以患者可接受的远、近视力及双眼单视不出现视觉混淆为宜。

4. 其他检查

若有必要,建议进行下列检查。

(1)视觉质量相关检查:如散射、波前像差、对比敏感度和眩光检查等。

（2）泪液功能检查：如泪液分泌试验、泪膜破裂时间等。

（3）角膜中央厚度。

（4）超声活体显微镜检查、眼前节和眼后节 OCT 检查前房及睫状沟形态。特别须注意晶状体矢高、睫状沟宽度及睫状突形态对人工晶状体选择的影响。

三、适应证和禁忌证

（一）适应证

1. 患者本人有通过有晶状体眼 ICL 植入术改善屈光状态和老视的愿望，对手术疗效具有合理的期望。

2. 年龄 18~45 岁。超出此年龄范围者若有高度近视、高度屈光参差、角膜疾病须行治疗，则可酌情而定。术前在充分沟通的基础上，患者本人或法定授权代理人签署知情同意书。

3. 有老视症状且伴随近视，合并或无散光的患者。ICL 植入术是 –10.00D 及以上高度近视眼的首选矫正方式，中低度近视眼酌情选择。一般要求屈光度数相对稳定，即连续 2 年每年屈光度数变化≤0.50D。

4. 术前行试镜架或隐形眼镜试戴，模拟 BCDVA 和近视力须获得患者认可。

5. 角膜内皮细胞计数≥2 000 个 $/mm^2$，细胞形态稳定。

6. 一般要求前房深度≥2.80mm，房角开放。

7. 无其他明显影响视力的眼部疾病和 / 或影响手术恢复的全身器质性病变。

（二）禁忌证

1. 绝对禁忌证　存在下列情况中任何一项者，不能接受手术。

（1）圆锥角膜或其他角膜扩张性变化处于未稳定状态。

（2）角膜内皮营养不良。

（3）影响矫正视力的白内障。

（4）重度干眼症。

（5）活动性眼部病变或感染。

（6）严重的眼附属器病变,如眼睑缺损和变形、严重眼睑闭合不全。

（7）青光眼。

（8）明显影响视力的眼底疾病。

（9）严重焦虑、抑郁等心理、精神疾病。

（10）无法配合检查和手术的疾病,如癫痫、癔症等。

（11）严重甲状腺功能亢进及其突眼且病情尚未稳定。

2. 相对禁忌证

（1）屈光度数不稳定（每2年屈光度数变化在 −1.00D 或以上）。

（2）轻度晶状体密度增加。

（3）影响散光矫正型 ICL 定位的睫状体囊肿。

（4）经过治疗并稳定的眼底病变,如视网膜脱离、黄斑病变等。

（5）在术前视功能检查中发现视功能参数明显异常,包括调节、集合等影响手术效果的参数。

（6）妊娠期和产后哺乳期。

（7）存在全身结缔组织疾病或自身免疫性疾病,如系统性红斑狼疮、类风湿性关节炎、多发性硬化等。

（8）无明显主视眼的患者,不宜进行单眼视设计,约占 21%。

四、手术方法

1. 术前准备

（1）散瞳:术前使用快速散瞳剂,适度散瞳,一般以直径 5~7mm 为宜。

（2）散光标记:ICL 应行坐位轴向标记,建议在裂隙灯显微镜下标记水平轴位,在手术显微镜下再使用定位环进行目标轴向标记;也可依据术者经验直接在术前裂隙灯下行目标轴位标记;有条件者可采用手术导航定位系统。

（3）核对 ICL 参数:手术医师与巡回护士核对患者信息和 ICL 参数、切口位置和 ICL 旋转度数。

2. 麻醉和消毒

（1）首选表面麻醉剂,特殊情况可口服镇静剂和 / 或选择球周麻醉。

（2）按内眼手术常规消毒铺巾、贴膜、开睑器开睑。

3. 手术过程

（1）ICL装载：用平衡盐溶液和/或黏弹剂水化ICL舱，取出ICL，同轴拉伸折叠，置于ICL舱预装，置入平衡液中备用。装载时要保持ICL对称折叠，不能扭曲（图9-13）。建议装载好ICL后2分钟内植入前房。

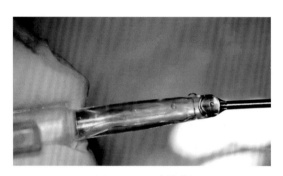

图9-13 ICL装载

（2）手术切口：主切口选择透明角膜切口，建议位于颞侧水平位置，也可根据角膜散光制作矫正散光的切口（图9-14）；可选择做辅助切口。

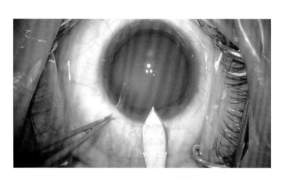

图9-14 主切口制作

（3）可选择性地向前房注入黏弹剂。原则是保持前房深度稳定，避免在ICL植入前注入过多黏弹剂。

（4）植入ICL：在保持推注器与切口密闭并维持前房稳定的前提下，缓慢将ICL推注入前房内，当前襻展开时根据标记孔的位置确认ICL正面朝上，避免ICL翻转（图9-15）。若发现ICL已经进入前房且翻转，需取出ICL，重新装载后植入。

（5）注入黏弹剂：在 ICL 前方注入黏弹剂，维持前房深度（图 9-16）。

（6）调整 ICL 位置：将 ICL 的脚襻调整进入后房，ICL 位置居中（图 9-17，图 9-18）。若为散光矫正型 ICL（toric ICL，TICL），则需根据定位图表和角膜标记，将 ICL 调整至计划的轴位。

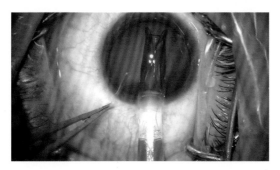

图 9-15 植入 ICL

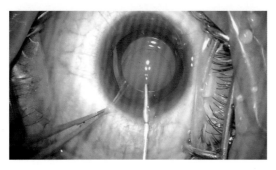

图 9-16 注入黏弹剂

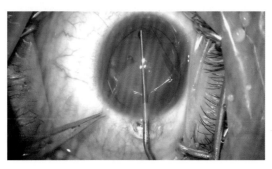

图 9-17 调整 ICL 位置（1）

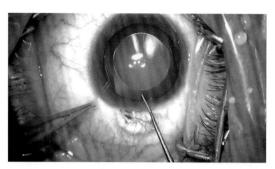

图 9-18 调整 ICL 位置（2）

（7）清除黏弹剂：充分清除前后房黏弹剂（图 9-19）。避免直接对中央孔或后房进行冲洗。

（8）眼压与切口：检查切口水密，保持眼压适中或偏低。若为 TICL，则再次确认 ICL 的轴向。

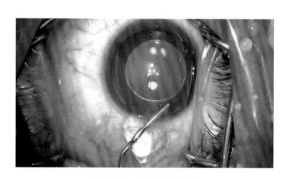

图 9-19 清除黏弹剂

五、手术并发症及预防和处理

（一）术中并发症

1. ICL 破损

（1）主要原因：装载和植入 ICL 时操作不当或 ICL 本身原因。

（2）处理原则：若破损累及中央光学部或脚襻，则必须更换 ICL。必须注意不可残留破损镜片组织于眼内。

2. 自然晶状体损伤

（1）主要原因：做角膜切口或 ICL 调位时，手术器械接触晶状体，甚至导致前囊膜穿破。注意勿将冲洗针头深入 ICL 后对后房冲洗,勿将调位钩伸入 ICL 下方进行操作。

(2)处理原则:轻微损伤且前囊膜完整者可继续手术,加强术后观察。若前囊膜破损,无论皮质是否溢出,应及时改行屈光性晶状体置换术。

3. ICL 植入后翻转

(1)主要原因:ICL 预装时正反面倒置或 ICL 植入过程中推注过快,常见于 ICL 脚襻嵌顿于装载舱与棉棒头之间导致 ICL 倾斜,未能及时纠正的情况下。

(2)处理原则:须取出 ICL,重新装载后再次植入。切忌企图在前房内翻转 ICL。

4. 术中瞳孔阻滞、高眼压、虹膜脱出

(1)主要原因:黏弹剂注入过多,积聚于后房,或冲洗时对后房瞬时注入过多平衡液,前后房的房水交通受阻,后房压力增加。角膜切口位置靠后也容易增加虹膜脱出风险。

(2)处理原则:切忌注入过多平衡液,缓慢清除释放后房黏弹剂,降低眼压后将虹膜回纳,虹膜张力低者,可适当使用缩瞳剂拉开虹膜。

(二)术后并发症

1. 眼内炎

(1)主要原因:细菌通过手术途径感染眼内组织。

(2)处理原则:严格执行灭菌消毒制度,规范手术操作,尽量避免眼内炎。一旦发生眼内炎,按照《我国白内障摘除术后感染性眼内炎防治专家共识(2017 年)》及时处理。

2. 眼压升高

(1)主要原因:术后早期因黏弹剂清除不彻底,可能堵塞中央孔引起瞳孔阻滞;中、后期应考虑糖皮质激素高敏感患者暂时性高眼压或拱高过大导致前房角关闭等。

(2)处理原则:早期眼压升高可行前房放液,以快速降低眼压,必要时可重复进行,须注意无菌操作,缓慢放液,维持前房深度和切口密闭;若有瞳孔阻滞,应散瞳释放后房黏弹剂。中、后期高眼压应查找原因,给予相应处理,必要时需要更换或取出 ICL。

3. 角膜内皮细胞损伤

（1）主要原因：术后早期内皮细胞丢失或角膜水肿多因术中器械或 ICL 接触角膜内皮，或前房冲洗过度所致。术后长期内皮细胞持续丢失可由拱高过高，ICL 与角膜内皮慢性接触所致。

（2）处理原则：密切观察，若角膜内皮细胞密度过低或下降过快，应及时取出 ICL，必要时行角膜内皮移植术。

4. 并发性白内障

（1）主要原因：通常表现为前囊下混浊。确切原因尚未完全明确，可能与拱高过低、ICL 与晶状体接触有关。也有学者认为是 ICL 阻碍了自然晶状体表面的房水流动代谢，导致前囊混浊。

（2）处理原则：密切观察，若最佳矫正视力明显下降，可择期行有晶状体眼 ICL 取出联合超声乳化白内障吸除及 IOL 植入术。

5. 色素播散

（1）主要原因：术中虹膜损伤或术后 ICL 与虹膜后表面色素上皮层持续接触。

（2）处理原则：多数情况下仅需观察，记录 ICL 表面及房角色素沉着情况。若持续性色素播散且引起眼压增高，须取出 ICL。

6. TICL 旋转

（1）主要原因：TICL 直径过小或睫状体和悬韧带异常。

（2）处理原则：对明显影响视力的 TICL 旋转，可尝试手术调位或更换较大直径的 TICL，必要时取出 TICL，更换为非散光矫正型 ICL。

7. 拱高过大或过小

（1）主要原因：外眼测量结果与内眼实际情况存在差异，影响 ICL 尺寸选择。后房结构异常如晶状体矢高过高、睫状沟过宽或睫状突过小，都可能导致拱高较预测值小。

（2）处理原则：若拱高在临界范围可密切观察，必要时更换 ICL。双眼手术时第一眼的拱高情况对于第二眼有一定参考意义。

8. 眩光或其他光学并发症

（1）主要原因：与患者瞳孔过大或个体敏感特异性因素有关。

（2）处理原则：通过沟通解释和等待观察，症状随时间推移可因逐渐适

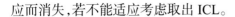

应而消失,若不能适应考虑取出 ICL。

六、术后随访、影响因素和转归

1. 术毕常规使用广谱抗生素滴眼液、糖皮质激素滴眼液和非甾体抗炎滴眼液 1~2 周,老视患者一般年龄较大,伴随干眼症状,可联合使用人工泪液。

2. 手术结束后可使用裂隙灯显微镜检查术眼,建议术后留院观察 2~4 小时,待术后眼压趋于平稳后可嘱次日复查。

3. 手术后定期复查,一般为术后第 1 天、1 周、1 个月、3 个月、6 个月、1 年,以后每年根据患者具体情况而定,以便及时发现和 / 或处理术后并发症。术后复查远、中、近视力,屈光度、眼压、角膜内皮细胞计数、ICL 拱高、自然晶状体透明度、视网膜形态。

4. 告知患者术后 2 周内避免不洁物体进入眼部,1 个月内避免剧烈撞击活动,1 个月后方可进行游泳活动;若术眼出现异常情况,应及时就诊。

5. 单眼视设计需要一定的适应时间,因此部分患者在术后早期会出现视物模糊的主诉。

6. 术后老视症状可随年龄增长而加重,当非主视眼预留的近视无法满足视近需求,可验光配近用镜。虽然 40 岁以上人群行 ICL 植入术 3 年的文献报道并未发现与手术相关的晶状体混浊,但年龄相关性白内障加重并影响矫正视力时,可行 ICL 取出联合超声乳化白内障吸除和多焦点 IOL 植入术。

（姚佩君）

第四节 角膜嵌入环植入术

一、手术机制

角膜嵌入环（corneal inlay）植入术通过在角膜基质内植入嵌入环使患者达到视近清晰的目的。角膜嵌入环的设计原理基于小孔成像、改变角膜屈光度或改变角膜前表面曲率等,使得角膜形态规则并且保留角膜光滑的外轮廓,从而减少光学像差,提高视力。

二、角膜嵌入环的分类

角膜嵌入环按照原理可简单归为三大类：小孔径嵌入环、角膜屈光嵌入环、角膜重塑嵌入环。

（一）小孔径嵌入环

原理是通过减小光圈增加焦深，视近时由于中央小孔减少了物像的模糊程度，光线通过小孔时形成的夹角变小而增加了焦深，从而可以改善近距离的视力。现在市面上可见的基于此原理的嵌入环有 KAMRA 嵌入环。KAMRA 嵌入环是一种不透明的环形嵌入体，厚度约 6μm，外环直径为 3.8mm，内环直径为 1.6mm。该嵌入环由聚偏二氟乙烯制成，透光率为 5%，有 8 400 个直径 5~11μm 的微孔。在亮环境下，小孔径中央孔可以提高一定的视力；在暗环境下，瞳孔扩大超过 3.8mm 可以通过嵌入环外周接受更多光线而增加光亮，此时中央小孔仍可以保证良好的视觉质量（图 9-20）。

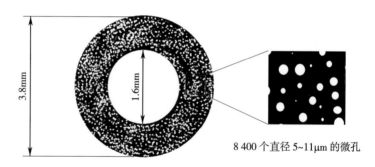

3.8mm

1.6mm

8 400 个直径 5~11μm 的微孔

图 9-20 小孔径嵌入环

（二）角膜屈光嵌入环

基于镜片双焦点设计，改变原有角膜的屈光度，通过镜片不同的功能分区以达到视近、视远清晰的目的。Flexivue 是一种采用双焦设计的透明嵌入环，总直径为 3.2mm，边缘厚 15μm，其中直径为 1.6mm 的中心平面区用于视远，周边附加度数从 +1.50D 至 +3.50D 以 0.25D 递增，用于视近，嵌入环中央有 1 个直径为 510μm 的中心孔，允许氧气和营养物质扩散（图 9-21）。该镜片由丙烯酸材料制成，其折射率为 1.458 3，在波长 410nm 以上时，透光率为

95%。除 Flexivue 外，Icolens 也是基于该原理的嵌入环，现已停产。

小孔径嵌入环和角膜屈光嵌入环的比较见表 9-1。

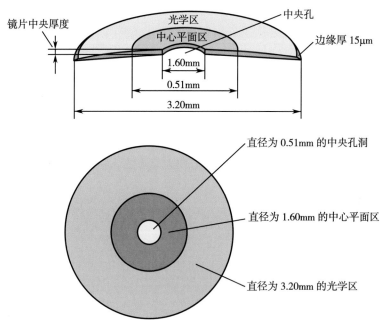

图 9-21 角膜屈光嵌入环

表 9-1 小孔径嵌入环与角膜屈光嵌入环比较

项目	小孔径嵌入环 （以 **KAMRA** 为例）	角膜屈光嵌入环 （以 **Flexivue** 为例）
材料	聚偏二氟乙烯	亲水丙烯酸材料，带紫外线过滤器
设计	中心孔径 1.6mm，总直径 3.8mm	中心平面区直径 1.6mm，环形外周区域具有附加度数
原理	通过中央小孔径增加焦距	通过改变角膜屈光度来改善近距视觉
植入深度	200~250μm	280~300μm
植入眼别	非主视眼	非主视眼

（三）角膜重塑嵌入环

通过增加角膜前表面中央部分的曲率来改善近视力。既往上市过一款 Raindrop 嵌入环，也被称为 Presby Lens 或 Vue+ 镜片，是一种直径（1.5~

2.0mm）非常小的透明水凝胶植入物,含水量和折射率类似于人体角膜。这种嵌入环的中心厚度为 32μm,周边厚度为 10μm。由于该嵌入环折射率与角膜非常接近,本身不发生折射,而是通过增加中心角膜的陡峭程度,改变了光线折射到眼睛后部的方式。当光线穿过角膜中心曲率大的部分时,可以达到视近清晰的目的,而光线穿过角膜周边的相对平坦部分时,可以获得理想的远距视觉（图 9-22）。但是该嵌入环投入市场后,术后发生角膜上皮下浅层混浊风险增高,2018 年美国食品药品监督管理局建议停止使用并召回该类嵌入环。目前市面上暂无基于改变角膜曲率提高近视力的嵌入环。

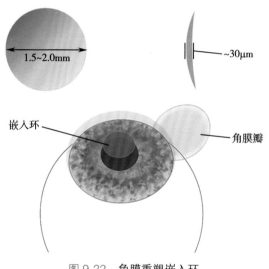

图 9-22 角膜重塑嵌入环

三、适应证和禁忌证

（一）适应证

不同嵌入环的适应证基本相同。患者年龄在 45 岁到 60 岁的老视患者;无须戴镜即可看清远距离;角膜形态及厚度可以满足不同嵌入环的要求。

（二）禁忌证

严重的干眼;眼部感染或炎症;圆锥角膜或疑似圆锥角膜;待植入眼的角膜地形图异常;角膜厚度无法满足囊袋下基质厚度大于 250μm;青光眼控制不佳;糖尿病控制不佳;自身免疫或结缔组织疾病。

四、手术方法

1. KAMRA 植入过程

（1）术前 30~60 分钟,滴用毛果芸香碱缩小瞳孔。使瞳孔接近于 KAMRA 嵌入环的内径,以便定位。

（2）用 1° Purkinje 影像追踪法在角膜光学区标记视轴位置。定位点基于第一张 Purkinje 图像和瞳孔中心距离。如果两点之间的距离 <300μm,则应与 Purkinje 图像对齐。如果距离 >300μm,则定位点应在两点连线的中间。

（3）水平基准线作为激光仪锥镜的定位向导。

（4）锥镜上的标记与角膜光学区标记和水平导线对齐,利用激光制作角膜基质囊袋,目标深度应该在 200~250μm 之间。

（5）为避免像差,尽量靠近颞侧做切口打开囊袋口,然后分离囊袋。

（6）将 KAMRA 嵌体装入推注器,推注器插入囊袋内。

（7）植入嵌入环并检查中心定位。

2. Flexivue 植入过程

Flexivue 植入过程与 KAMRA 相似,不同的是根据制造商推荐囊袋外径为 9.2~9.5mm,深度为 280~300μm。定位点基于第一个 Purkinje 图像。随着时间的推移,如果患者需要额外的近附加度数,可以更换嵌入环。

KAMRA 和 Flexivue Micro Lens 制造商都推荐在飞秒激光创造的口袋内镶嵌植入,植入老视患者的非主视眼。在囊袋切割和嵌入环插入和定位时应保持囊袋内的干燥,因为残留的液体会导致嵌入环移位和偏心。

五、手术并发症及预防和处理

1. 术后视力下降　理想状态下,嵌入环植入术后患者视近视力好转,视远视力无明显变化。然而既往研究表明,部分患者术后远距视力可能会下降 1 行或多行。

2. 角膜嵌入环偏心　嵌入环植入术后的效果取决于嵌体位置的精确度,少量患者因嵌入环位置偏移导致术后效果不佳。术中保持囊袋内的干燥可以一定程度减小术后嵌入环偏心概率。

3. 角膜上皮下浅层混浊　市面现有嵌入环均为人工合成材料,而角膜基质对异物的炎症反应是嵌入环植入术后可以预见的反应。

4. 术后角膜感染　嵌入环植入术后角膜感染是最严重的术后并发症之一。感染引起角膜瘢痕会导致术后视力大幅下降。术前术后预防性抗感染治疗可能对该并发症起到一定的作用。

5. 术后上皮细胞异位　嵌入环植入术后由于皮瓣边缘和周围组织间闭合不足，上皮细胞长入角膜基质，从而引起角膜混浊。发生上皮细胞异位后及时界面清创及嵌入环摘除可以避免复发。

六、术后随访、影响因素和转归

Vukich 等对 507 名 KAMRA 植入患者进行了为期 3 年的随访，发现有 93.1% 的患者裸眼近视力维持在 20/25 或更高，而只有不到 1.5% 的患者视力下降 2 行及以上。其中 6 名患者由于嵌入环偏心需要二次手术重新定位。此外，有 4 名患者出现角膜病变：1 例角膜水肿，1 例角膜上皮下浅层混浊，1 例嵌入环周围晶状体沉着，1 例外伤后继发角膜基质变薄。后两位患者在摘除嵌入环后裸眼视力恢复术前水平；角膜水肿患者无明显症状，视力维持在 20/16 左右；角膜混浊患者最终视力是 20/32，并未出现好转。

Beer 等对 30 位 Flexivue 植入术后患者进行了时长 3 年的随访，1 位患者在术后 20 个月时，由于外伤导致角膜浅表溃疡，最终在配戴巩膜镜的情况下矫正远视力可以达到 20/40。有 3 名患者由于视近、视远均模糊最终摘除了嵌入环。4 名患者置换了嵌入环。除摘除嵌入环的患者外，所有患者的近视力都至少提高了 4 行，平均近视力由术前的 0.17 ± 0.56 提高至 0.5 ± 0.18，远视力在随访期间保持稳定。

（黄锦海　王亦然）

第五节　角膜激光老视矫正

一、概述

角膜激光老视矫正手术经过了 30 多年的发展历程，日臻成熟，在相对年龄不大、晶状体透明、伴或不伴有屈光不正的老视人群中应用广泛。角膜激光老视手术因其微创、安全、不干扰眼内结构,以及可同时矫正屈光不正和个性化切削等优势,目前仍是广大屈光手术医生和老视患者主要选择的角膜手术方式。其中,通过准分子激光切削在角膜上形成焦深增加效应,联合微单眼视是目前主流的方式,术后患者的满意度总体较高。

二、手术机制

（一）单眼视及微单眼视

单眼视是指一眼矫正至正视用于视远,另一眼保留低度近视用于视近,通常是矫正主视眼以看远,非主视眼以看近,也有少数情况反之。以单眼视原理设计的准分子激光原位角膜磨镶术（laser in situ keratomileusis, LASIK）和准分子激光角膜切削术（photorefractive keratectomy, PRK）,在矫正老视中取得了较好的效果,许多研究报道患者双眼远视力和近视力均得到明显提升,患者满意度较高。与单眼视设计的接触镜相比,单眼视设计的角膜手术因可以摆脱镜片依赖,获得更高的满意度。

然而,单眼视设计带来屈光参差,会影响立体视和对比敏感度。除了术前严格把握适应证,更要与患者进行充分的沟通,说明手术后的效果和手术的优缺点。一般建议术前通过试戴镜片模拟术后视觉效果,使患者了解术后的状态,也帮助医生判断患者是否适合单眼视设计。

微单眼视是控制屈光参差,同时利用角膜多焦点效应或增加焦深以优化单眼视效果。

（二）准分子激光消融的角膜多焦点状态

通过改变角膜的形态增加焦深,可达到同时看近看远的目的。LASIK手术相较于PRK等表层手术,没有上皮下增殖等潜在问题,因此更多被用于角膜老视手术。通过各种不同模式形成角膜多焦点状态的角膜手术被称为Presby LASIK,最早由Ruiz于1996年提出,制作角膜瓣后,通过准分子激光对角膜不同区域进行切削,使角膜形成多焦点状态。主要的模式为:①周边模式（图9-23左）,即周边视近、中央视远。要注意周边切削后引入的正球差可能影响视近的效果。在近视合并老视患者中,为了使中央视远,需要引入足够的远视,这对准分子激光的能量稳定要求更高。②中央模式

（图 9-23 右），即中央视近、周边视远，当注视近处时，瞳孔缩小，利用中央部角膜视近，优势为角膜切削量少。

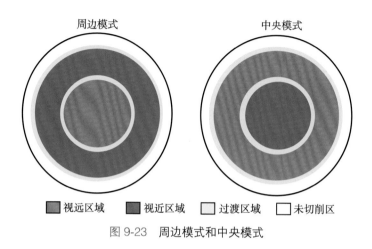

图 9-23 周边模式和中央模式

Presby LASIK 多为双眼手术设计，常使用联合单眼视的混合模式，以获得更佳的远近视力和立体视觉。

1. 中央模式 Presby LASIK 手术 通过准分子激光切削使角膜中央区域变陡以提高近视力，角膜周边区域则用来视远。中央模式需要切削的角膜量更少，因此适合近视和远视合并老视患者，是应用最为广泛的 Presby LASIK 手术。常见模式有：AMO Visx 中央视近模式、SUPRACOR 像差优化模式、PresbyMAX 切削模式等。

（1）SUPRACOR 像差优化模式：SUPRACOR 是一种像差优化的老视切削模式，在角膜中央 3.0mm 区域内使角膜曲率增加，同时控制高阶像差的增加。SUPRACOR 作为一种中央 Presby LASIK 手术，采用 Technolas 准分子激光渐进性切削模式提供像差优化的从远视到近视矫正的平滑过渡。一般来说，双眼的目标屈光度都可以设为 –0.50D，对远视力要求高的患者主视眼目标设为 0，非主视眼目标设为 –0.50D，近附加为 1.75D 或 1.50D。

（2）PresbyMAX 模式：PresbyMAX 切削模式是双 - 非球面算法，在角膜上形成一个多焦点表面，所有同心区域都是多焦点设计。分为 4 个区域，中央为视近区域，引入 +0.75~+2.50D，中周部为中间距离区域，周边为视远区域，外周部分为过渡区,可保证治疗效果的稳定性(图 9-24)。通过发展和改进,PresbyMAX 目前主要有 4 种手术模式,分别为 PresbyMAX Symmetric、PresbyMAX μ-monovision、PresbyMAX Hybrid 和 PresbyMAX Monocular 模式。

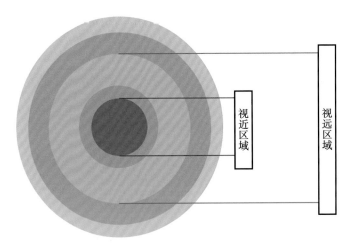

视近区域

视远区域

图 9-24　PresbyMAX 切削模式图

PresbyMAX Symmetric 模式是这 3 种模式的基础模式,双眼的目标屈光度相同,在角膜上造成 –0.40D 的近视和 1.50D 焦深,这样会导致双眼角膜中央区 –1.90D 的近视,可保持良好的立体视和近视力。PresbyMAX μ-monovision 模式为单眼视方案,使主视眼侧重看远(预留近视度数为 0),非主视眼侧重看近(预留近视度数 –0.80D,焦深为 1.50D)。PresbyMAX Hybrid 模式在双眼设置不同的目标屈光度和不同的焦深,使主视眼多焦点程度减轻,非主视眼多焦点程度充足。主视眼预留近视度数为 –0.10D,焦深为 0.80D,非主视眼预留近视度数为 –0.80D,焦深为 1.50D。PresbyMAX Monocular 模式是只在非主视眼引入焦深,主视眼 100% 用来看远,从而可获得最佳的远视力。这是基于部分医生不想影响较好远视力,不主张两只眼均进行老视模式矫正的情况。

2. 周边模式 Presby LASIK 手术　周边多焦点 LASIK(peripheral multifocal LASIK,PML)手术是在角膜表面进行不同深度切削,使角膜 6mm 直径区域用于看远,6.5mm 直径区域用于看近,6~6.5mm 之间直径区域提供多焦点过渡区。周边视近切削模式多用于远视眼老视患者,如果用于伴近视的老视患者则需要切削更大角膜的面积和消耗更多角膜,同时为了代偿手术过程中损失的激光能量,也要求足够的激光作用表面。

（三）准分子激光切削增加焦深效应

激光融合视觉（presbyond laser blended vision, Presbyond LBV）手术主要是在角膜上引入一定程度的球差以增加焦深,联合微单眼视,通过双眼融合来达到远、中、近全程较好的视力（图9-25）。Reinstein等研究表明在近视眼中 0.253μm 球差可增加 0.50~0.65D 焦深,在远视眼中 0.281μm 球差可增加 0.56~0.73D 焦深。常规的微单眼视设计将主视眼的目标屈光度设为0,非主视眼在 −1.50D 之内。LBV 模式中在微单眼视基础上引入球差,降低屈光参差,增加双眼融合,缩短双眼适应时间,减轻单眼视的不适感,获得理想的远、中、近距离视觉需求。

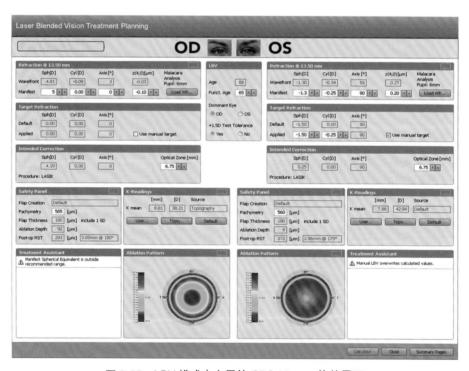

图 9-25 LBV 模式中应用的 CRS-Master 软件界面

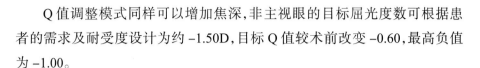

Q值调整模式同样可以增加焦深,非主视眼的目标屈光度数可根据患者的需求及耐受度设计为约 −1.50D,目标 Q 值较术前改变 −0.60,最高负值为 −1.00。

(四)飞秒激光老视切削术

飞秒激光老视切削术(INTRACOR)是利用飞秒激光在角膜基质内进行扫描以矫正老视和低度远视的技术。飞秒激光具有精确的空间靶向聚焦定位的特点,为在角膜基质内进行精准切削提供了可能。Ruiz 等最先用 Technolas 飞秒激光进行了角膜基质内同心圆模式的扫描,形成 5 组精细微小的圆环结构。手术改变了角膜的生物力学特性,使中央区角膜前表面变陡成为长椭圆形,从而增加焦深,近视力得以提高。研究表明手术可有效提高近视力,对远视力影响较小,主要优势在于不损伤角膜上皮,创伤小,反应轻,恢复时间短。但术后中间频域对比敏感度下降、术后眩光发生率增加。

三、适应证和禁忌证

(一)适应证

1. 年龄 40 岁以上,有年龄相关调节障碍且晶状体基本透明。

2. 不愿佩戴眼镜或有摘镜意愿。

3. 符合角膜激光手术的基本适应证。

4. 对手术疗效和远期效果有合理的期望,愿意接受适应期。

5. 可通过耐受测试。

(二)禁忌证

1. 有白内障或其他眼部疾病史,如视网膜疾病、青光眼、视神经疾病、复视等。

2. BCDVA 低于 0.8。

3. 屈光状态不稳定。

4. 有眼部外伤或手术史。

5. 严重的角膜疾病,如明显角膜瘢痕、角膜营养不良等。

6. 中重度干眼。

7. 存在活动性眼部病变或感染。

8. 瞳孔对光反应迟钝是 Presby LASIK 相对禁忌证。

9. 存在自身免疫系统疾病、系统性疾病等。

10. 存在焦虑、抑郁等严重心理、精神疾病。

四、并发症及预防和处理

可能发生准分子激光角膜手术常见的术中术后并发症,相应预防和处理方式参考准分子激光角膜手术。此外,角膜激光老视矫正手术主要的并发症如下。

1. 对比敏感度下降,眩光,夜间视力下降 主要与角膜形态改变有关,术后早期较为明显,随时间推移,角膜神经修复和眼表环境改善,加之主观适应补偿可起到一定缓解作用。对于瞳孔直径较大、敏感性强的个体需在术前谨慎评估。

2. 视力波动,干眼 视力波动与干眼有一定关系。角膜激光老视矫正术后干眼机制与角膜激光手术相似,但程度可能相较于角膜激光手术更为明显,特别是在多焦点切削模式中,角膜中央更为陡峭,对泪膜的分布和稳定性影响较大,术后可采用局部使用人工泪液,或联合使用其他药物的方法。

3. 最佳矫正视力下降 在角膜多焦点模式手术中,最佳矫正视力下降可能与高阶像差增加和干眼有关,在选择手术方案时,需要考虑高阶像差的控制,以避免术后最佳矫正视力的显著影响。

4. 远期视力效果不稳定 因老视本身的进展,以及术后长期效果稳定性欠佳,各种手术模式均可能有部分患者需要再次手术。

5. 立体视下降 在单眼视矫正模式中,会因为屈光参差导致立体视下降,如不能适应则会降低满意度,需在术前详细评估以及模拟术后效果,充分告知患者。在角膜多焦点模式手术中,如果联合微单眼视设计,也可能对立体视觉有影响,需在手术设计时充分考虑微单眼视设计的量,术前进行模拟。

五、术后随访、影响因素和转归

1. 单眼视 单眼视设计的角膜基质或者表层手术,优点是相对简单,缺点是造成屈光参差,影响立体视觉,中距离视力不佳。Jain 等评估了 43 位接受单眼视设计的 PRK 和 LASIK 患者的术后满意度为 88%。Ghanem 等评估了 511 位近视和 199 位远视患者接受 LASIK 手术后的效果,年龄较大的组别有更高的再次手术率。Peng 等回顾分析了 294 例实施单眼视 LASIK 手术的患者,术后 88.9% 的患者获得了 20/40 以上的裸眼近视力,89.9% 的患者获得了 20/20 以上的裸眼远视力,75.2% 的患者对手术效果表示满意。Schallhron 等对比了 590 例植入人工晶状体患者和 608 例实施单眼视 LASIK 手术患者的视觉质量,伴中高度近视的患者对单眼视 LASIK 的满意度明显高于人工晶状体植入术。有研究表明,在单眼视设计的 LASIK/PRK 手术后 1 年,68%~97% 的患者达到脱镜的目的,术后 8 个月时的满意度为 91%;在 Presby LASIK 术后 1 年,脱镜率为 85%(72%~91%),术后 7.5 个月时的满意度为 82%。

2. Presby LASIK 中央模式的 Presby LASIK 可有效提高功能近视力,但也有视觉质量下降风险。术后满意度在 76%~100% 之间。Alio 等对 25 例远视眼老视患者实施了中央视近模式切削,并进行了 6 个月随访,72% 的患者裸眼近视力达到了 20/40,64% 的患者裸眼远视力达到了 20/20,20% 的患者 BCDVA 下降两行以上,对比敏感度下降,彗差增加,球差减小。

Jackson 等报道了 50 眼用 AMO Visx Star S4 准分子激光矫正老视 12 个月后的结果,双眼裸眼远视力 100% 高于 20/25,裸眼近视力 J3 以上,10% 患者 BCDVA 下降 2 行以上,术后的高阶像差增加。

Ryan 等首先报道了 SUPRACOR 的应用结果,91% 患者的双眼裸眼远视力在 0.2Log MAR 以上,同时具有裸眼近距离阅读能力,6% 患者的 BCDVA 下降 2 行以上。93% 患者可以完全不依赖近用眼镜,高阶像差总均方根有轻微增加,但彗差和三叶草像差均无显著增加。Schlote 等报道了 1 年的随访结果,87.2% 患者的裸眼近视力在 0.4Log MAR 以上,但 40% 患者仍需要使用近用眼镜,10% 患者下降 BCDVA 2 行以上。Cosar 等报道了远视眼老视患者接受 SU-PRACOR 矫正的结果,术后只有 22% 患者裸眼远视力达到 20/20 以上,28.5% 患者的 BCDVA 下降 1 行以上,77% 患者的裸眼近视力达到 20/20 以上。Saib 报道了用 SUPRACOR 模式联合微单眼视进行矫正,术后 1 年 100% 患者裸眼远视力在 20/25 以上,裸眼近视力在 20/30 以上,术后半年 4.05% 患者 BCDVA 下降 2 行以上,83.3% 患者对术后效果满意。Sanchez 等报道了 40 人 80 眼远视伴老视患者用 SUPRACOR 模式矫正 24 个月的效果,所有患者双眼裸眼远视力达到 20/25 以上,90% 患者裸眼近视力在 J1.5 以上。

Uthoff 等使用 PresbyMAX 模式矫正远视、近视和正视眼的老视患者。术后 6 个月随访结果显示 83% 的术后裸眼远视力达到 0.1Log MAR 以上,90% 正视眼、80% 远视眼和近视眼的裸眼近距离阅读视力在 0.3Log RAD 以上。在远视和正视患者中,有 10% 的患者下降两行以上 BCDVA,而在近视患者中,有 20% 的患者下降两行以上 BCDVA。Luger 等报道了用 PresbyMAX μ-monovision 模式矫正近视和远视伴老视患者术后 1 年的结果,主视眼的目标屈光度为 –0.10D,非主视眼的目标屈光度为 –0.90D。93% 患者术后裸眼远视力达 20/20 以上,90% 患者裸眼近视力达 J2,97% 患者裸眼中距离视力达 J2,有 7% 患者的 BCDVA 下降两行以上。远期结果在 19 例实施了 PresbyMAX Hybrid 模式的老视患者中报道,术后 6 年,患者平均裸眼远视力达到了 –1.34Log MAR,平均裸眼中距离视力达到了 –0.08Log MAR,平均裸眼近距离阅读视力达到了 0.11Log MAR,6mm 直径内的球差下降并在 3 个月后达到稳定,主觉量表显示较高满意度。Kohnen 等对 30 例患者实施了 PresbyMAX 术,其中 15 例患者采用了 μ-monovision 模式,另 15 例患者采用了 Hybrid 模式。术后患者平均裸眼远视力达到了 0.05Log MAR,平均 BCDVA 达到了 –0.06Log MAR,平均裸眼近视力达到了 0.05Log MAR,平均最佳矫正近视力达到了 0.19Log MAR,21% 的 Hybrid 组患者和 41% 的 μ-monovision 组患者裸眼远视力和 BCDVA 均达到了 20/20,8% 的患者 BCDVA 下降了 1 行,10% 的患者下降了 2 行,14% 的患者下降了 3 行,7% 的患者下降了 4 行。复旦大学附属眼耳鼻喉科医院周行涛团队对 18 例实施了 PresbyMAX 术的 Monocular 模式老视患者随访 1 年,所有患者的裸眼远视力达到了 20/20,94.4% 的患者裸眼近视力达到了 20/25,85.8% 的患者没有出现 BCDVA 下降。在伴随近视和远视的老视患者中,PresbyMAX Monocular 模式的有效性、安全性、稳定性和患者满意度均较高,85.7% 的患者矫正远视力与术前相同甚至更好。

3. Presbyond LBV Reinstein 报道了 Presbyond LBV 分别在远视眼、正视眼、近视眼中的效果,结果显示在远视眼老视患者中,术后 100% 患者双眼

CDVA 在 20/40 以上, 所有患者的裸眼近视力在 J5 以上, 没有患者 BCDVA 下降 2 行以上, 22% 患者需要再次手术。在正视眼老视患者中, 95% 患者裸眼远视力在 20/20 以上, 96% 患者近视力在 J2 以上, 没有患者 BCDVA 下降 2 行以上。11.8% 患者需要再次手术。在近视眼老视患者中, 99% 患者获得 20/20 以上双眼裸眼远视力, J5 以上裸眼近视力, 96% 患者的裸眼近视力在 J2 以上。Yin 等在远视患者的主视眼使用了中央 Presby LASIK 模式, 非主视眼用调整角膜非球面性的方法增加焦深, 术后的裸眼近视力为 J2, 中距离视力和远视力都达到 20/20, 且术后 1 年的主观满意度达到 100%。Falcon 等发现 173 名接受单眼视设计的近视、远视和正视伴老视 LASIK 手术患者, 术后 91.9% 裸眼远视力在 20/20 以上, 98.84% 裸眼近视力在 J3 以上, 0.58% 的患者 BCDVA 下降 2 行以上, 术后满意度为 93.64%, 随年龄增长, 有 13.87% 的患者再次手术。Elmohamady 等报道了 25 例实施 LBV 患者的视觉质量, 术后 6 个月患者的平均裸眼远视力达到了 0.82, 平均裸眼近视力达到 J2。同时, Presbyond LBV 可显著提高阅读速度, 对立体视、对比敏感度的影响也较小。复旦大学附属眼耳鼻喉科医院周行涛团队回顾分析了 20 位接受 LBV 手术患者的术后效果, 70% 患者术后一年双眼裸眼远视力在 20/20 以上, 70% 患者术后远视矫正的近视力在 20/20 以上, 所有患者都对手术效果满意, 25% 患者诉有夜间视觉不理想。

Epstein 等报道了非主视眼用 PML 模式联合主视眼单焦点模式矫正的效果, 共有 103 例近视和远视合并老视患者, 随访 1.1 年到 3.9 年, 发现 91.3% 患者不用依赖眼镜, 远视组 67.9% 裸眼远视力达 20/20, 近视组 70.7% 裸眼远视力达 20/20。远视组有 71% 术后 40cm 近视力达 20/20, 近视组有 65.3%。近视组术后球差增加而远视组减少。Pinelli 等报道了用 PML 模式矫正 44 眼远视老视, 术后双眼裸眼远视力为 1.06 ± 0.13, 近视力为 0.84 ± 0.14, 4.5% 的患者 BCDVA 下降 1 行, 45% 的患者 BCDVA 提高 1 行。术后对比敏感度下降, 球差减少, 但彗差增加。Gordon 等对 102 例使用 PML 模式矫正的老视患者随访观察了 3 个月, 44% 的患者裸眼近视力达到了 J1, 60% 的患者达到了 J2, 96% 患者达到 J3, 81% 的患者裸眼远视力达到 20/20, 没有患者出现 BCDVA 的下降。Telandro 等报道正视眼、远视眼和近视眼组术后双眼裸眼近视力均能达到 J3 或以上,远视眼组和近视眼组分别有 35% 和 41% 能达到 J1 近视力。Danasoury 等报道了远视和近视的老视矫正后 1 年的随访结果。近视眼组在 2~3 个同心圆区域进行切削(4.0mm、5.0mm 和 6.0mm),术后 44% 患者的远视力在 20/20 以上、90% 在 20/40 以上、36% 患者的近视力达 20/40 以上;远视眼组在 7.0mm 区域进行切削,有 9.5mm 过渡区,术后 56% 患者在 20/20 以上、94% 的患者远视力在 20/40 以上、33% 患者的近视力达 20/40 以上。张少维等对 42 例患者应用模拟调节角膜软件进行角膜中央视远、周边渐进性视近的多焦点切削,术后 100% 的患者远视力不差于 –0.10Log MAR,71% 的患者近视力不差于 –0.30Log MAR,对比敏感度没有下降,7% 的患者诉有眩光、光圈等症状。

4. INTRACOR   已有研究表明术前轻度远视而不戴眼镜,裸眼视力低于 1.0 的患者,往往术后远、近视力均有提高,满意度最高。Ruiz 等的研究结果提示 INTRACOR 术后 1 年手术眼裸眼近视力达 20/20,有轻度的近视漂移,术后 6 个月时 2.4% 的患者 BCDVA 下降两行以上,但此研究的失访率较高。Holzer 等报道的术后 1 年的结果,显示术后裸眼近视力平均达 20/32,平均近视漂移 0.5D,7.1% 的患者 BCDVA 下降两行以上,满意率为 71.4%,主觉量表提示有轻微眩光和光晕。Khoramnia 等尝试研究 6 个同心环形扫描以获得更大光学区,进一步提高近视力。在术后 36 个月的随访中发现,近视力提高确实更加明显,但是 BCDVA 的下降也更显著,因此标准的 5 组同心圆模式扫描更为推荐。香港的一项研究纳入 213 例患者,平均年龄 54 岁(42~66 岁),术前平均屈光度(+0.65 ± 0.58)D(范围 –1.13~+2.25D),术后 3 个月平均屈光度为(–0.15 ± 0.59)D。72% 裸眼近视力达 J3 或更好,8.4% 最佳矫正视力下降 1 行。大部分患者术后有轻度眩光,大多数随时间逐渐减轻。7.6% 患者于手术半年后出现迟发性角膜环状混浊,伴随眩光加重,近视力和矫正视力下降。这种角膜 haze 与 PRK 术后不同,位于垂直切口周围,以中心切割环最为明显,对糖皮质激素治疗不敏感,但数月后逐渐减轻或消退。另外,在 2013 年一例病例报道中,一例单眼接受 INTRACOR 手术的患者,发生了角膜扩张,这引发了对 INTRACOR 术后角膜生物力学稳定性的更多关注。

目前,关于角膜激光老视矫正手术大部分的研究结果都是短期和中期的结果,长期稳定性的研究结果仍不充分。因此长期稳定性如何、是否需要再次手术等问题还有待于进一步解答。

（周行涛　许　烨）

总结展望

　　老视矫正不仅需要手术技术的发展,而且需要与患者进行深入沟通,制订出更为个性化的方案,因此老视矫正手术也是眼科目前较具有挑战性的手术之一。目前所有矫正老视的手术方法均无法真正逆转生理意义上年龄相关的调节幅度的下降,只是满足一部分老视患者脱镜需求。因此,当视远和视近同时得到解决后,如何提高术后视觉质量是当前矫正老视迫切需要解决的问题。未来,IOL 功能的改进也可能为老视的矫正提供更为有利的选择。联合不同手术设计的优点,探索更加优化的、个性化的手术方案对于获得远中近全程视力、平衡双眼视功能、提高术后满意度是重要的。

参考文献

[1] SCHACHAR R A. Theoretical basis for the scleral expansion band procedure for surgical reversal of presbyopia. Compr Ther, 2001, 27（1）: 39-46.

[2] 倪海龙,王勤美. 老视的机制及治疗的研究进展. 眼视光学杂志, 2000, 2（2）: 123-125.

[3] SHER N A. Surgery for Hyperopia and Presbyopia. Philadelphia: Lippincott Williams and Wilkins, 1997.

[4] SCHACHAR R A. Cause and treatment of presbyopia with a method for increasing the amplitude of accommodation. Ann Ophthalmol, 1992, 24（12）: 445-447.

[5] U. S. Food and Drug Administration. Refocus Group - VisAbility ™ Micro Insert System.（2020-10-16）[2024-4-15]. https: //www.fda.gov/media/143571/download.

[6] FUKASAKU H, MARRON J A. Anterior ciliary sclerotomy with silicone expansion plug implantation: effect on presbyopia and intraocular pressure. Int Ophthalmol Clin, 2001, 41（2）: 133-141.

[7] LIN J T, MALLO O. Treatment of presbyopia by infrared laser radial sclerectomy. J Refract Surg, 2003, 19（4）: 465-467.

［8］HIPSLEY A, HALL B, ROCHA K M. Scleral surgery for the treatment of presbyopia：Where are we today？. Eye Vis（Lond）, 2018, 5：4.

［9］HIPSLEY A, MA D H, SUN C C, et al. Visual outcomes 24 months after Laser ACE. Eye Vis（Lond）, 2017, 4：15.

［10］AGARWAL A. Presbyopia：A surgical textbook. Thorofare：SLACK, 2002.

［11］KAUFMAN P L. Scleral expansion surgery for presbyopia. Ophthalmology, 2001, 108（12）：2161-2162.

［12］SCHACHAR R A. Presbyopic surgery. Int Ophthalmol Clin, 2002, 42（4）：107-118.

［13］QAZI M A, PEPOSE J S, SHUSTER J J. Implantation of scleral expansion band segments for the treatment of presbyopia. Am J Ophthalmol, 2002, 134（6）：808-815.

［14］MALECAZE F J, GAZAGNE C S, TARROUX M C, et al. Scleral expansion bands for presbyopia. Ophthalmology, 2001, 108（12）：2165-2171.

［15］MATHEWS S. Scleral expansion surgery does not restore accommodation in human presbyopia. Ophthalmology, 1999, 106（5）：873-877.

［16］OSTRIN L A, KASTHURIRANGAN S, GLASSER A. Evaluation of a satisfied bilateral scleral expansion band patient. J Cataract Refract Surg, 2004, 30（7）：1445-1453.

［17］DAVIDSON R S, DHALIWAL D, HAMILTON D R, et al. Surgical correction of presbyopia. J Cataract Refract Surg, 2016, 42（6）：920-930.

［18］HAMILTON D R, DAVIDORF J M, MALONEY R K. Anterior ciliary sclerotomy for treatment of presbyopia：A prospective controlled study. Ophthalmology, 2002, 109（11）：1970-1976.

［19］朱志忠, 闵云花, 王历阳, 等. 前睫状巩膜切开矫治老视的疗效评估. 中国实用眼科杂志, 2003, 21（3）：193-196.

［20］王勤美, 张亚丽, 王小娟. 激光老视逆转术治疗老视的初步临床报告. 眼视光学杂志, 2005, 7（3）：199-202.

［21］王青, 王传富, 李妍暇. 激光老视逆转术初步临床疗效及其机理探讨. 中国实用眼科杂志, 2005, 23（10）：1079-1082.

［22］徐婧, 许烨, 李莹, 等. Laser ACE 激光巩膜手术矫正老视. 中华眼视光学与视觉科学杂志, 2015, 17（9）：518-522.

［23］XU Y, LI M, YAO P, et al. A preliminary study on the visual outcomes after Laser ACE for presbyopia. Ann Transl Med, 2020, 8（19）：1224.

［24］HIPSLEY A, HALL B, ROCHA K M. Long-term visual outcomes of laser anterior ciliary excision. Am J Ophthalmol Case Rep, 2018, 10：38-47.

［25］刘莛. 老视矫治手术治疗最新进展. 中华实验眼科杂志, 2017, 35（6）：567-571.

［26］MERCER R N, MILLIKEN C M, WARING G O, et al. Future trends in presbyopia correction. J Refract Surg, 2021, 37（S1）: S28-S34.

［27］SCHROEDER A, TREMBLAY D, WARING G. Analysis of biometric anterior chamber parameters using Scheimpflug imaging and IP after laser cataract surgery in hyperopic eyes.（2015-4-19）［2024-10-24］. https: //ascrs.confex.com/ascrs/15am/webprogram/Paper17662.html.

［28］Ito M, Shimizu K, Iida Y, et al. Five-year clinical study of patients with pseudophakic monovision. J Cataract Refract Surg, 2012, 38（8）: 1440-1445.

［29］HAYASHI K, OGAWA S, MANABE S, et al. Binocular visual function of modified pseudophakic monovision. Am J Ophthalmol, 2015, 159（2）: 232-240.

［30］AKELLA S S, JUTHANI V V. Extended depth of focus intraocular lenses for presbyopia. Curr Opin Ophthalmol, 2018, 29（4）: 318-322.

［31］RIBEIRO F J, FERREIRA T B, SILVA D, et al. Visual outcomes and patient satisfaction after implantation of a presbyopia-correcting intraocular lens that combines extended depth-of-focus and multifocal profiles. J Cataract Refract Surg, 2021, 47（11）: 1448-1453.

［32］中华医学会眼科学分会白内障及人工晶状体学组. 中国多焦点人工晶状体临床应用专家共识（2019 年）. 中华眼科杂志, 2019, 55（7）: 491-494.

［33］SCHALLHORN J M, PANTANELLI S M, LIN C C, et al. Multifocal and accommodating intraocular lenses for the treatment of presbyopia: A report by the American Academy of Ophthalmology. Ophthalmology, 2021, 128（10）: 1469-1482.

［34］PEPOSE J S, BURKE J, QAZI M A. Benefits and barriers of accommodating intraocular lenses. Curr Opin Ophthalmol, 2017, 28（1）: 3-8.

［35］GLASSER A. Accommodation: Mechanism and measurement. Ophthalmol Clin North Am, 2006, 19（1）: 1-12.

［36］MCDONALD J E, EL-MOATASSEM KOTB A M, DECKER B B. Effect of brimonidine tartrate ophthalmic solution 0.2% on pupil size in normal eyes under different luminance conditions. J Cataract Refract Surg, 2001, 27（4）: 560-564.

［37］HUNKELER J D, COFFMAN T M, PAUGH J, et al. Characterization of visual phenomena with the Array multifocal intraocular lens. J Cataract Refract Surg, 2002, 28（7）: 1195-204.

［38］YAMAUCHI T, TABUCHI H, TAKASE K, et al. Comparison of visual performance of multifocal intraocular lenses with same material monofocal intraocular lenses. PLoS One, 2013, 8（6）: e68236.

［39］HENDERSON B A, KIM J Y, AMENT C S, et al. Clinical pseudophakic cystoid macular edema. Risk factors for development and duration after treatment. J Cataract Refract Surg, 2007, 33（9）: 1550-1558.

［40］ HAUG S J, BHISITKUL R B. Risk factors for retinal detachment following cataract surgery. Curr Opin Ophthalmol, 2012, 23（1）: 7-11.

［41］ FERNÁNDEZ-GARCÍA J L, LLOVET-RAUSELL A, ORTEGA-USOBIAGA J, et al. Unilateral versus bilateral refractive lens exchange with a trifocal intraocular lens in emmetropic presbyopic patients. Am J Ophthalmol, 2021, 223: 53-59.

［42］ VILJANEN A, KOSKELA K, KOSKELA H, et al. One-year results of health-related and vision-related quality of life after clear lens extraction and multifocal intraocular lens implantation. Am J Ophthalmol, 2021, 227: 240-244.

［43］ DE VRIES N E, WEBERS C A, TOUWSLAGER W R, et al. Dissatisfaction after implantation of multifocal intraocular lenses. J Cataract Refract Surg, 2011, 37（5）: 859-865.

［44］ KOHNEN T, BÖHM M, HERZOG M, et al. Near visual acuity and patient-reported outcomes in presbyopic patients after bilateral multifocal aspheric laser in situ keratomileusis excimer laser surgery. J Cataract Refract Surg, 2020, 46: 944-952.

［45］ 中华医学会眼科学分会眼视光学组. 中国有晶状体眼后房型人工晶状体植入术专家共识（2019年）. 中华眼科杂志, 2019, 55（9）: 652-657.

［46］ WEI R, CHENG M, NIU L, et al. Outcomes of the EVO ICL using a customized non-horizontal or horizontal implanting orientation based on UBM measurement: A pilot study. Ophthalmol Ther, 2022, 11（3）: 1187-1198.

［47］ YE Y, ZHAO J, ZHANG Z, et al. Long-term follow-up for monovision surgery by Implantable collamer lens V4c implantation for myopia correction in early presbyopia. Graefes Arch Clin Exp Ophthalmol, 2022, 260（8）: 2763-2771.

［48］ PACKER M, ALFONSO J F, ARAMBERRI J, et al. Performance and safety of the extended depth of focus implantable Collamer ® Lens（EDOF ICL）in phakic subjects with presbyopia. Clin Ophthalmol, 2020, 14: 2717-2730.

［49］ ARLT E, KRALL E, MOUSSA S, et al. Implantable inlay devices for presbyopia: The evidence to date. Clinical ophthalmology, 2015, 9: 129-137.

［50］ VUKICH J A, DURRIE D S, PEPOSE J S, et al. Evaluation of the small-aperture intra-corneal inlay: Three-year results from the cohort of the U. S. Food and Drug Administration clinical trial. Journal of cataract and refractive surgery, 2018, 44（5）: 541-556.

［51］ BEER S M C, WERNER L, NAKANO E M, et al. A 3-year follow-up study of a new corneal inlay: Clinical results and outcomes. The British journal of ophthalmology, 2020, 104（5）: 723-728.

［52］ FENNER B J, MORIYAMA A S, MEHTA J S. Inlays and the cornea. Experimental eye research, 2021, 205: 108474.

［53］LINDSTROM R L, MACRAE S M, PEPOSE J S, et al. Corneal inlays for presbyopia correction. Current opinion in ophthalmology, 2013, 24（4）: 281-287.

［54］ALBOU-GANEM C. Presbyopia and refractive surgery. J Fr Ophtamol, 2019, 42（7）: 790-798.

［55］MCDONALD M B, MYCHAJLYSZYN A, MYCHAJLYSZYN D, et al. Advances in corneal surgical and pharmacological approaches to the treatment of presbyopia. J Refract Surg, 2021, 37（S1）: S20-S27.

［56］WOLFFSOHN J S, DAVIES L N. Presbyopia: Effectiveness of correction strategies. Prog Retin Eye Res, 2019, 68: 124-143.

［57］GIL-CAZORLA R, SHAH S, NAROO S A. A review of the surgical options for the correction of presbyopia. Br J Ophthalmol, 2016, 100（1）: 62-70.

［58］KOLLBAUM P S, BRADLEY A. Correction of presbyopia: Old problems with old（and new）solutions. Clin Exp Optom, 2020, 103（1）: 21-30.

［59］KATZ J A, KARPECKI P M, DORCA A, et al. Presbyopia - a review of current treatment options and emerging therapies. Clin Ophthalmol, 2021, 24（15）: 2167-2178.

［60］MOUSSA K, JEHANGIR N, MANNIS T, et al. Corneal refractive procedures for the treatment of presbyopia. Open Ophthalmol J, 2017, 27（11）: 59-75.

［61］SHETTY R, BRAR S, SHARMA M, et al. Presby LASIK: A review of PresbyMAX, Supracor, and laser blended vision: Principles, planning, and outcomes. Indian J Ophthalmol, 2020, 68（12）: 2723-2731.

［62］GOBIN L, TRAU R, TASSIGNON M J. Treatment for combined hyperopia and presbyopia with a gaussian broad beam excimer laser. Bull Soc Belge Ophtalmol, 2008（307）: 27-36.

［63］ALIÓ J L, AMPARO F, ORTIZ D, et al. Corneal multifocality with excimer laser for presbyopia correction. Curr Opin Ophthalmol, 2009, 20（4）: 264-271.

［64］WANG YIN G H, MCALINDEN C, PIERI E, et al. Surgical treatment of presbyopia with central presbyopic keratomileusis: One-year results. J Cataract Refract Surg, 2016, 42（10）: 1415-1423.

［65］ALIÓ J L, CHAUBARD J J, CALIZ A, et al. Correction of presbyopia by technovision central multifocal LASIK（presby LASIK）. J Refract Surg, 2006, 22（5）: 453-460.

［66］HAMPTON ROY F. Surgical techniques in ophthalmology: Refractive surgery. Amsterdam: Elsevier Saunders, 2007.

［67］JACKSON W B, TUAN K M, MINTSIOULIS G. Aspheric wavefront-guided LASIK to treat hyperopic presbyopia: 12-month results with the VISX platform. J Refract Surg, 2011, 27（7）: 519-529.

［68］ANG R E, CRUZ E M, PISIG A U, et al. Safety and effectiveness of the SUPRACOR presbyopic LASIK algorithm on hyperopic patients. Eye Vis (Lond), 2016, 8 (3): 33.

[69] RYAN A, O'KEEFE M. Corneal approach to hyperopic presbyopia treatment: Six-month outcomes of a new multifocal excimer laser in situ keratomileusis procedure. J Cataract Refract Surg, 2013, 39 (8): 1226-1233.

[70] SCHLOTE T, HEUBERGER A. Multifocal corneal ablation (Supracor) in hyperopic pres- byopia: 1-year results in a cross-sectional study. Eur J Ophthalmol, 2017, 27 (4): 438-442.

[71] SAIB N, ABRIEU-LACAILLE M, BERGUIGA M, et al. Central Presby LASIK for Hyperopia and Presbyopia Using Micro-monovision With the Technolas 217P Platform and SUPRACOR Algorithm. J Refract Surg, 2015, 31 (8): 540-546.

[72] COSAR C B, SENER A B. Supracor hyperopia and presbyopia correction: 6-month results. Eur J Ophthalmol, 2014, 24 (3): 325-329.

[73] LUGER M H, MCALINDEN C, BUCKHURST P J. Presbyopic LASIK using hybrid biaspheric micro-monovision ablation profile for presbyopic corneal treatments. Am J Ophthalmol, 2015, 160 (3): 493-505.

[74] BAUDU P, PENIN F, ARBA MOSQUERA S. Uncorrected binocular performance after biaspheric ablation profile for presbyopic corneal treatment using AMARIS with the PresbyMAX module. Am J Ophthalmol, 2013, 155: 636-647.

[75] UTHOFF D, PÖLZL M, HEPPER D, et al. A new method of cornea modulation with excimer laser for simultaneous correction of presbyopia and ametropia. Graefes Arch Clin Exp Ophthalmol, 2012, 250 (11): 1649-1661.

[76] LUGER M H, EWERING T, ARBA-MOSQUERA S. One-year experience in presby- opia correction with biaspheric multifocal central presbyopia laser in situ keratomileusis. Cornea, 2013, 32 (5): 644-652.

[77] CHAN T, KWOK P S, JHANJI V, et al. Presbyopic correction using monocular biaspheric ablation Profile (PresbyMAX) in hyperopic eyes: 1-year outcomes. J Refract Surg, 2017, 33 (1): 37-43.

[78] PINELLI R, ORTIZ D, SIMONETTO A, et al. Correction of presbyopia in hyperopia with a center-distance, paracentral-near technique using the technolas 217z platform. J Refract Surg, 2008, 24 (5): 494-500.

[79] GORDON M. Presbyopia corrections with the wave light ALLEGRETTO: 3-month results. J Refract Surg, 2010, 26: S824-826.

[80] EPSTEIN R L, GURGOS M A. Presbyopia treatment by monocular peripheral Presby LASIK. J Refract Surg, 2009, 25: 516-523.

[81] EL Danasoury A M, Gamaly T O, Hantera M. Multizone LASIK with peripheral near zone for correction of presbyopia in myopic and hyperopic eyes: 1-year results. J Refract

Surg, 2009, 25（3）: 296-305.

［82］REINSTEIN D Z, CARP G I, ARCHER T J, et al. LASIK for presbyopia correction in emmetropic patients using aspheric ablation profiles and a micro-monovision protocol with the carl Zeiss Meditec MEL 80 and VisuMax. J Refract Surg, 2012, 28（8）: 531-541.

［83］GIFFORD P, KANG P, SWARBRICK H, et al. Changes to corneal aberrations and vision after Presby LASIK refractive surgery using the MEL 80 platform. J Refract Surg, 2014, 30（9）: 598-603.

［84］REINSTEIN D Z, ARCHER T J, GOBBE M. LASIK for myopic astigmatism and pres-byopia using non-linear aspheric micro-monovision with the carl Zeiss Meditec MEL 80 platform. J Refract Surg, 2011, 27（1）: 23-37.

［85］REINSTEIN D Z, ARCHER T J, GOBBE M. Aspheric ablation profile for presbyopic corneal treatment using the MEL80 and CRS master laser blended vision module. J Emmetropia, 2011, 2（3）: 161-175.

［86］VASTARDIS I, PAJIC-EGGSPÜHLER B, MÜLLER J, et al. Femtosecond laser-assisted in situ keratomileusis multifocal ablation profile using a mini-monovision approach for presbyopic patients with hyperopia. Clin Ophthalmol, 2016, 10: 1245-1256.

［87］COURTIN R, SAAD A, GRISE-DULAC A, et al. Changes to corneal aberrations and vision after monovision in patients with hyperopia after using a customized aspheric ablation profile to increase corneal Asphericity（Q-factor）. J Refract Surg, 2016, 32（11）: 734-741.

［88］JAIN S, ARORA I, AZAR D T. Success of monovision in presbyopes: Review of the literature and potential applications to refractive surgery. Surv Ophthalmol, 1996, 40（6）: 491-499.

［89］JAIN S, OU R, AZAR D T. Monovision outcomes in presbyopic individuals after refrac-tive surgery. Ophthalmology, 2001, 108（8）: 1430-1433.

［90］HERSH P S, FRY K L, BISHOP D S. Incidence and associations of retreatment after LASIK. Ophthalmology, 2003, 110（4）: 748-754.

［91］HU D J, FEDER R S, BASTI S, et al. Predictive formula for calculating the probability of LASIK enhancement. J Cataract Refract Surg, 2004, 30（2）: 363-368.

［92］NETTO M V, WILSON S E. Flap lift for LASIK retreatment in eyes with myopia. Ophthalmology, 2004, 111（7）: 1362-1367.

［93］PERLMAN E M, REINERT S E. Factors influencing the need for enhancement after laser in situ keratomileusis. J Refract Surg, 2004, 20（6）: 783-789.

［94］BAILEY M D, MITCHELL G L, DHALIWAL D K, et al. Patient satisfaction and visual symptoms after laser in situ keratomileusis. Ophthalmology, 2003, 110（7）: 1371-1378.

［95］POP M, PAYETTE Y. Risk factors for night vision complaints after LASIK for myopia. Ophthalmology, 2004, 111（1）: 3-10.

［96］GHANEM R C, DE LA CRUZ J, TOBAIGY F M, et al. LASIK in the presbyopic age group: Safety, efficacy, and predictability in 40-to 69-year-old patients. Ophthalmology, 2007, 114（7）: 1303-1310.

［97］JUNG S W, KIM M J, PARK S H, et al. Multifocal corneal ablation for hyperopic presbyopes. J Refract Surg, 2008, 24（9）: 903-910.

［98］PATEL S, ALIÓ J L, FEINBAUM C. Comparison of Acri Smart multifocal IOL, crystalens AT-45 accommodative IOL, and Technovision Presby LASIK for correcting presbyopia. J Refract Surg, 2008, 24（3）: 294-299.

［99］RUIZ L A, CEPEDA L M, FUENTES V C. Intrastromal correction of presbyopia using a femtosecond laser system. J Refract Surg, 2009, 25（10）: 847-854.

［100］HOLZER M P, KNORZ M C, TOMALLA M, et al. Intrastromal femtosecond laser presbyopia correction: 1-year results of a multicenter study. J Refract Surg, 2012, 28（3）: 182-188.

［101］KHORAMNIA R, FITTING A, RABSILBER T M, et al. Intrastromal femtosecond laser surgical compensation of presbyopia with six intrastromal ring cuts: 3-year results. Br J Ophthalmol, 2015, 99（2）: 170-176.

［102］TANERI S, OEHLER S. Keratectasia after treating presbyopia with INTRACOR followed by SUPRACOR enhancement. J Refract Surg, 2013, 29（8）: 573-576.

第十章

老视的药物治疗

🔍 **导语**

　　局部应用药物来治疗老视受到越来越多的关注，通过一种安全、舒适和方便的眼部给药方式来快速改善近视力可为不想戴镜或者做手术的老视患者开辟一种新的治疗途径。本章介绍老视治疗的常见药物及其使用原则。

🔍 **关键词**

　　药物　毛果芸香碱　卡巴胆碱　溴莫尼定　硫辛酸

第一节　老视治疗的常见药物

　　药物治疗老视的方法在过去的十年里逐渐兴起，相对于配镜光学矫正和手术矫正治疗，它是局部、非侵入性、可逆的，且不需要任何植入装置。老视治疗的药物目前主要有三大类：①促进睫状肌调节和收缩瞳孔的药物，通过增加眼的调节作用和聚焦深度，从而提高近视力；②降低晶状体硬度的抗氧化剂，以延缓晶状体硬化和弹性丧失引起的老视；③天然中草药，进行全身综合治疗（图 10-1）。

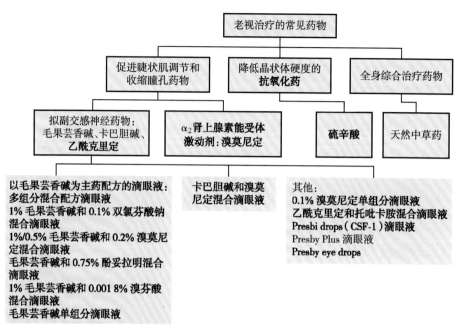

图 10-1 老视治疗的常见药物

一、促进睫状肌调节和收缩瞳孔的药物

眼睛视近处的适应性取决于眼的调节能力、聚焦深度和立体感。老视患者由于眼的调节能力逐渐丧失,因此无法聚焦于不同距离的物体。睫状肌的收缩能力与眼的调节功能密切相关,而睫状肌主要受副交感神经支配。拟副交感神经药物可促进睫状肌收缩,增加双眼的调节作用,改善双眼的近视力。收缩瞳孔的药物能增加眼睛的聚焦深度,也能改善眼睛视近处的适应性,提高近视力。瞳孔的大小由虹膜上的瞳孔括约肌和开大肌共同调节。缩瞳药是通过促进瞳孔括约肌的副交感神经通路或通过抑制瞳孔开大肌的交感神经通路来发挥作用。其中拟副交感神经药如毛果芸香碱、卡巴胆碱、乙酰克里定等,它们能发挥乙酰胆碱拟似剂的活性,当与毒蕈碱(M)受体结合时,瞳孔括约肌收缩,瞳孔缩小。另一种 α_2 肾上腺素能受体激动剂如溴莫尼定,受体位于瞳孔开大肌上,当被激活时,导致释放到突触中的去甲肾上腺素量减少,能降低瞳孔开大肌上的交感神经张力,促进瞳孔收缩(图 10-2)。

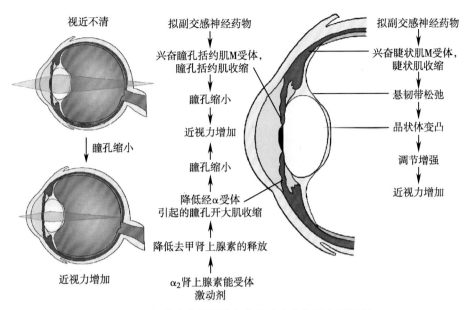

图 10-2　促进睫状肌调节和收缩瞳孔药物的作用机制

（一）以毛果芸香碱为主药配方的滴眼液

1. 多组分混合配方滴眼液　该类滴眼液一般含有 4 种以上成分,除了含有拟副交感神经药毛果芸香碱外,一般还含有 α_2 受体激动剂、非选择的 α 受体激动剂、非甾体抗炎药、副交感神经阻断剂中的一到两种成分。目前已经发表了论文或者正在进行临床试验的有两种:FOV 滴眼液和 PBOHB 滴眼液。

FOV 滴眼液包含 0.247% 毛果芸香碱、0.003% 萘甲唑啉、0.78% 去氧肾上腺素、0.023% 奈帕芬胺、0.034% 非尼拉敏和 0.09% 聚乙二醇;给药方法:每天 2 次,每次 1 滴,双眼给药。配方机制:毛果芸香碱能促进瞳孔缩小和睫状体收缩,从而刺激调节,增加聚焦深度;萘甲唑林、去氧肾上腺素（α 受体激动剂）、奈帕芬胺（非甾体）、非尼拉敏（副交感神经阻断剂）通过不同的途径来缓解使用毛果芸香碱引起的瞳孔过度收缩,对抗毛果芸香碱引起的睫状肌痉挛、血管扩张和充血;聚乙二醇可以润滑眼睛,减轻药物引起的烧灼感。这种协同效应可以改善近视力,保持远视力,并减少诸如充血和头痛等副作用。

该药由西班牙阿利坎特米格尔·埃尔南德斯大学的 Jorge L Alió 团队研发,截至 2021 年 12 月,目前已有两篇论文发表在相关期刊上。有效性方面:Renna

等在 2016 年首次报道了 14 例年龄在 41~55 岁之间的正视眼老视患者应用该滴眼液后的前瞻性研究结果,连续使用 1 个月后,双眼未矫正近视力(uncorrected near visual acuity, UNVA)由基线 J(3.63±2.59)提升了 2~3 行(P<0.001),其中 6 例患者(42.9%)在用药后 5 小时改善≥3 行;持续使用 1 个月后,UNVA 未发生明显回退。2019 年 Vargas 等对 117 例年龄在 41~65 岁之间的老视患者进行了一项前瞻性、连续的非对照临床研究。受试患者按照年龄,继续分为 41~50 岁组(66 例)和 51~65 岁组(51 例)。结果显示使用 FOV 滴眼液后 2 小时,92.3% 的患者的 UNVA 得到有效改善,近视力提高了 1 行或多行(平均提高 1.8 行)(P=0.000);41~50 岁组显示比 51~65 岁组更大的近视力改善(P=0.022),可能的原因是年轻患者比年长患者具有更大的剩余调节功能,因此在使用滴眼液后,更容易获得近视改善(图 10-3)。安全性方面,Renna 等的研究未报道有药物副作用发生,无明显的近视漂移,最大近视位移仅为 0.50D,在 3 小时后逐渐减小并消失。FOV 滴眼液对泪膜、角膜上皮或内皮细胞没有不良影响。Vargas 等的研究有 14 例患者(12.0%)报告头痛,可能继发于使用毛果芸香碱引起的睫状体痉挛,均自行缓解,仅 1 例患者(0.85%)不耐受。这两项研究患者的远视力均未受到影响。

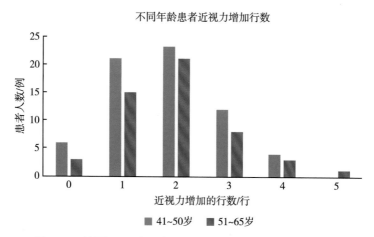

图 10-3 使用 FOV 滴眼液 2 小时后,患者的 UNVA 改善情况

PBOHB 滴眼液包含毛果芸香碱、溴莫尼定、羟甲唑啉、溴芬酸和透明质酸,给药方法未知,所有成分具体浓度未知。目前仅在美国临床试验注册中心(ClinicalTrials.gov)查询到三项相关的临床试验,均由墨西哥 Optall Vision 公

司发起。研究设置了 PBOHB 滴眼液组,对照组为单独使用毛果芸香碱或者单独使用溴莫尼定组,比较给药 1 小时后 UNVA 的改善情况。2020 年 7 月已完成了一项I期临床试验(NCT05006898),结果尚未公布。2021 年 8 月又发起了两项I期临床试验,均在进行中(NCT05001243/NCT05006911)。

2. 1% 毛果芸香碱和 0.1% 双氯芬酸钠混合滴眼液 该配方由阿根廷布宜诺斯艾利斯大学的 Betina Orman 博士团队研发,已申请美国专利。给药方法:双眼给药,每天 2 次,在一天开始时(醒来时)和 6 小时后。配方机制:拟副交感神经药毛果芸香碱可刺激前葡萄膜释放前列腺素,引起眼部炎性反应,导致睫状肌和虹膜色素丢失、瞳孔后粘连或睫状肌痉挛性收缩,引起瞳孔固定及近视漂移等。非甾体抗炎药能够抑制环氧合酶活性,减轻由拟副交感神经药物的慢性滴注引起的局部炎症,在前葡萄膜起到抗炎的作用。

该团队于 2012—2021 年期间在期刊上发表了 3 篇关于 1% 毛果芸香碱和 0.1% 双氯芬酸钠混合滴眼液用于老视治疗的论文。有效性方面:Benozzi 等在 2012 年发表的研究对 100 例年龄在 45~50 岁之间的正视眼老视患者进行了为期 5 年的治疗。结果显示,在治疗的第一年,所有患者的近视力改善至 J1,在 5 年内维持稳定。2020 年 Benozzi 等开展了一项非随机、病例系列回顾性研究,共纳入 910 例年龄在 40~59 岁之间的患者,随访时间 1~8 年。患者基线 UNVA 为 J(4.74 ± 1.53),随访 8 年改善至 J(1.36 ± 0.48),双眼近视力提升了约 3 行。所有患者的 UNVA 在 8 年间保持在 J1~J2 之间(图 10-4)。2021 年 Benozzi 等又开展了一项非随机、多中心病例系列回顾性研究,共纳入 148 例年龄在 40~60 岁之间的老视患者,随访 2~10 年。患者基线 UNVA 在 J3~J8,用药后均达到良好的 UNVA,保持在 J1~J2 之间。安全性方面,这三项临床研究结果均表明,使用滴眼液期间,维持了良好的远视力,未出现青光眼、白内障和视网膜疾病,没有检测到眼表疾病;最常见的不良反应为光感受度下降(平均 23.58%)、头痛(平均 11.58%)和眼表烧灼感(平均 9.88%),没有发现其他全身副作用或症状,所有副作用均能自行消失,仅 1 例患者因眼部灼烧和不适而停止治疗。

3. 1%/0.5% 毛果芸香碱和 0.2% 溴莫尼定混合滴眼液 2012 年医学博士 Steve Kaufman 在眼科创新药会议上首次发表了关于 1% 毛果芸香碱和 0.2% 溴莫尼定用于老视患者的临床研究情况。共纳入 12 例老视患者,设置

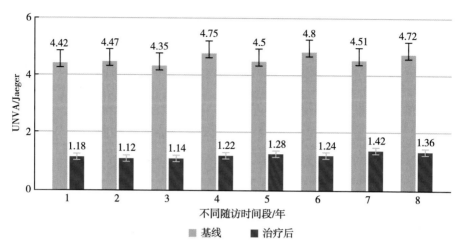

图 10-4 使用 1% 毛果芸香碱和 0.1% 双氯芬酸钠混合滴眼液治疗
前后每个随访时间段（1~8 年）的 UNVA

了安慰剂（人工泪液）作为对照组,采用非主导眼单眼给药。研究结果表明,
毛果芸香碱的最佳浓度为 1%。与安慰剂组对比,单独使用毛果芸香碱组的
近视力提高了 2.3%,1% 毛果芸香碱联合 0.2% 溴莫尼定组的近视力提高到
J3,溴莫尼定可以增加拟副交感神经剂的作用。安全性方面包括安慰剂组在
内的所有患者中有 10%~30% 报告有轻微不适。

2019 年 1 月美国马萨诸塞州眼耳专科医院发起了一项关于 0.5% 毛果芸香
碱和 0.2% 溴莫尼定混合滴眼液用于改善单焦点人工晶状体患者近视力疗效的早
期 I 期临床试验。研究的主要目的是确定与基线相比,毛果芸香碱和溴莫尼定联
合用药是否能提高人工晶状体植入术后 1 小时受试者的近视力（NCT03825081）。

4. 毛果芸香碱和 0.75% 酚妥拉明混合滴眼液 虹膜和睫状肌组织中富
含 α 受体,酚妥拉明为 α 受体阻滞剂,使用酚妥拉明可以引起睫状肌收缩,瞳
孔缩小以及调节增强,从而提高近视力。由于目前临床使用 α 受体阻滞剂的
全身副作用较多,因此限制了该药的使用范围。

截至 2021 年 12 月,仅查询到一项由美国 Ocuphire 制药公司发起的关于毛果
芸香碱（浓度未知）和 0.75% 酚妥拉明混合滴眼液治疗老视的有效性和安全性的
Ⅱ期临床试验,主要结局指标为给药后 6 小时,双眼最佳矫正远视力下的近视力
（distance corrected near visual acuity, DCNVA）改善≥15 个字母的受试者百分比。

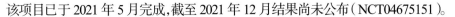

该项目已于2021年5月完成,截至2021年12月结果尚未公布(NCT04675151)。

5. 1%毛果芸香碱和0.001 8%溴芬酸混合滴眼液 一项已申请了西班牙专利、由Rodríguez团队研发的1%毛果芸香碱和0.001 8%溴芬酸(非甾体抗炎药)混合滴眼液,以单眼给药的方式在准分子激光原位角膜磨镶术(laser-assisted in situ keratomileusis, LASIK)后的患者中使用。然而,到目前为止,还没有公开发表过基于这种配方组合的研究数据。

6. 毛果芸香碱单组分滴眼液

(1) 1.25%毛果芸香碱滴眼液(VUITY):AGN-190584(商品名:VUITY)是由美国艾尔建(Allergan)公司研发的一种1.25%毛果芸香碱的新型优化制剂,专为治疗老视而设计。该药由一种专利载体进行局部滴眼,可每日1次使用。2021年10月30日美国FDA已批准该药上市,用于治疗老视,是FDA批准的首款用于治疗老视的滴眼液。

一项Ⅱ期临床试验比较了羟甲唑啉(AGN-199201)、低剂量毛果芸香碱(AGN-190584)或两种药物联合治疗老视的安全性和有效性(NCT02197806)。羟甲唑啉作为一种α肾上腺素能激动剂,通过作用于虹膜扩张肌的α受体而产生扩瞳作用,能抵消部分毛果芸香碱的缩瞳作用。此外,由于其血管收缩作用,可用作眼部抗充血药物。研究者期望通过AGN-199201与AGN-190584的联合使用,以减少如充血的副作用,或通过减弱全身吸收和延长眼睛的维持时间来增强其作用。然而试验结果表明,优势眼单独使用AGN-190584治疗的组中,UNVA有2行或以上改善的患者为70.6%,联合用药时为68.8%,单独接受AGN-199201治疗的组仅为46.7%。安全性方面,均未发生严重不良事件,其他不良事件的发生率在AGN-190584治疗组为23.53%,联合用药组为29.41%,单独接受AGN-199201治疗组为33.33%。

美国FDA对VUITY的批准是基于艾尔建公司开展的两项关键的Ⅲ期临床试验(NCT03804268/NCT03857542)的数据。这两项临床试验评估了VUITY治疗老视的有效性、安全性和耐受性,共有750例年龄在40~55岁的老视参与者被随机分配,安慰剂与VUITY组的比例为1:1。参与者被指示每天每只眼睛滴注1滴VUITY或安慰剂。两项研究都达到了主要终点,在GEMINI 1(NCT03804268)研究中,安慰剂组和VUITY治疗组在用药后的第30天第3小时分别有8.1%

和30.7%的受试者在中等亮度环境、高对比度的条件下,增加了3行或更多的DCNVA,而没有损失超过1行(5个字母)的矫正远视力(CDVA)($P<0.000\ 1$);在GEMINI 2(NCT03857542)研究中,该指标分别为10.8%和26.0%($P<0.000\ 1$)。

研究表明VUITY最早可在15分钟内起效,最长可持续6小时。安全性方面,在任何一项临床试验中,使用VUITY治疗的参与者均未观察到严重的不良事件,发生频率大于5%的常见不良事件是头痛和眼红。

(2)1%和2%毛果芸香碱微量眼用溶液:美国Eyenovia公司研发的1%和2%毛果芸香碱眼用溶液使用Optejet微量分配器给药,可提供高精度微量给药,有效地解决了传统滴眼液给予相同药物时的耐受性差和生物利用度低的问题。Optejet微量药物制剂可实现约8μL的给药,这与人眼的泪膜体积一致,比常规滴眼液给药量降低80%,不仅可以避免给药过量,还可降低因过量用药造成的药物或防腐剂暴露风险,其智能电子装置和移动电子医疗技术还可记录并提高患者的依从性。

一项关于1%和2%毛果芸香碱眼用溶液与Optejet微量分配器联合给药暂时改善成人老视近视力的安全性和有效性的Ⅲ期临床试验已于2021年3月完成(NCT04657172),给药2小时后DCNVA改善了3行,最常见的不良反应为轻微结膜充血,仅在约20%受试者中一过性出现。2021年9月3日,我国极目生物公司宣布国内首个老视药物毛果芸香碱微量眼用溶液(由Eyenovia公司授权)的Ⅲ期临床试验申请已获国家药品监督管理局药品审评中心的审批。

2021年11月Eyenovia公司又发起一项关于2%毛果芸香碱眼用喷雾剂与Optejet微剂量分配器联用对暂时改善成人老视近视力的安全性和有效性的Ⅲ期临床试验,截至2021年12月正在招募受试者的阶段(NCT05114486)。

(3)4%、6%和8%毛果芸香碱眼膏:一项由美国Glaukos公司发起的关于4%、6%和8%毛果芸香碱眼膏治疗老视的安全性和有效性的多中心、随机、双盲、安慰剂对照、平行组的Ⅱ期临床试验已于2022年1月开始(NCT05124275)。

7. 小结 根据目前已发表的文献研究和正在开展的临床试验,以毛果芸香碱为主药配方的滴眼液包括多组分配方、双组分配方和单组分制剂。有研究表明,α受体激动剂、非甾体抗炎药、副交感神经阻断剂可以通过不同的途径来缓解使用毛果芸香碱引起的眼部炎性反应、瞳孔过度收缩、睫状肌痉挛

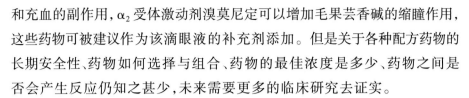

和充血的副作用,α_2 受体激动剂溴莫尼定可以增加毛果芸香碱的缩瞳作用,这些药物可被建议作为该滴眼液的补充剂添加。但是关于各种配方药物的长期安全性、药物如何选择与组合、药物的最佳浓度是多少、药物之间是否会产生反应仍知之甚少,未来需要更多的临床研究去证实。

除了美国 Glaukos 公司拟开展的临床试验中毛果芸香碱眼膏浓度高达 8%,毛果芸香碱的常规研究浓度设置为 0.247%~2%。仅有 2012 年医学博士 Steve Kaufman 在眼科创新药会议上首次提到不同浓度毛果芸香碱滴眼液用于老视患者的临床研究情况,结果表明毛果芸香碱的最佳浓度为 1%。目前唯一批准上市用于老视治疗的毛果芸香碱滴眼液浓度为 1.25%(VUITY)。

长期用药情况:绝大部分研究的随访是在当天,考察 1~8 小时内近视力的改善情况。Benozzi 等证实了 1% 毛果芸香碱和 0.1% 双氯芬酸钠混合滴眼液在长达 10 年的随访期间,均具有较好的有效性和安全性。

(二)卡巴胆碱和溴莫尼定混合滴眼液

2.25%/3% 卡巴胆碱和 0.2% 溴莫尼定混合滴眼液由埃及开罗爱资哈尔大学医学院眼科系的 Almamoun Abdelkader 博士团队研发。给药方法:非主视眼单眼给药,每天 1 次。配方机制:卡巴胆碱为人工合成的拟副交感神经药物,能直接作用于瞳孔括约肌产生缩瞳效果,同时具有抗胆碱酯酶作用,能维持较长的缩瞳时间;溴莫尼定作为 α_2 受体激动剂可以增加卡巴胆碱的缩瞳作用,并减少头痛、充血等副作用。只治疗一只眼睛不会引起由于瞳孔缩小导致的光感受度下降的症状,因为大脑会接收另一只眼睛的亮度信息。

Abdelkader 等于 2015—2019 年期间发表了 4 篇相关的临床研究。有效性方面,2015 年发表的一项前瞻性、双盲、随机、安慰剂对照的临床研究,共纳入 48 例老视患者,年龄为 43~56 岁,治疗组(30 例)接受 2.25% 卡巴胆碱和 0.2% 溴莫尼定混合滴眼液,对照组(18 例)接受安慰剂,两组按年龄再分为 ≥50 岁和 <50 岁的亚组,连续使用 3 个月。在 ≥50 岁组中,平均近视力从治疗前的 J(7.68 ± 1.62)显著提高到治疗后 1 小时的 J(3 ± 1.26);在 <50 岁组中,平均近视力从治疗前的 J(6.29 ± 0.91)显著提高到治疗后 1 小时的 J(2.5 ± 0.94),平均增加约 4 行(P<0.000 1)。在使用 2~10 小时后,受试者的近视力缓慢地回落约 1~2 行,而安慰剂组在用药后无论在哪个年龄段近视力均

无提升。用药后近视力在 3 个月内保持稳定,未观察到耐受性或快速耐受性的证据。满意度调查结果显示,所有患者均表示用药后的近视力足以应对日常工作,若此治疗方法切实可行,愿意弃用老花镜,没有人选择使用安慰剂。

Abdelkader 等于 2016 年发表的另一项研究发现,与单独形式混合组(先滴注 3% 卡巴胆碱,然后在 5 分钟后滴注 0.2% 溴莫尼定)、单独 3% 卡巴胆碱组或单独 0.2% 溴莫尼定组相比,3% 卡巴胆碱和 0.2% 溴莫尼定混合滴眼液组的平均近视力得到更显著的改善($P<0.000\ 1$),从治疗前的 J(8.6±1.5)显著提高到治疗后 1 小时的 J(1.1±0.3)、2 小时的 J(1.1±0.3)、4 小时的 J(1.8±0.4)和 8 小时的 J(2.3±0.5)($P<0.000\ 1$)。与基线相比,单独卡巴胆碱方案在给药 8 小时内,也显著改善了近视力($P<0.05$),然而,单独溴莫尼定方案在任何时间点都没有改善近视力($P>0.05$),这些结果表明卡巴胆碱的作用对改善近视力是必不可少的。

2018 年发表的一项前瞻性、双盲、随机、安慰剂对照的临床研究,共纳入 40 例年龄在 30~80 岁之间人工晶状体植入术后的正视眼老视受试者。治疗组(25 例)接受 3% 卡巴胆碱和 0.2% 溴莫尼定混合滴眼液,对照组(15 例)接受安慰剂。治疗组的平均近视力有明显改善,从治疗前的 J(7.5±1)显著提高到治疗后 1 小时的 J(1.42±0.5)、2 小时的 J(1.57±0.5)、4 小时的 J(2.14±0.5)和 8 小时的 J(2.35±0.49)($P<0.000\ 1$)。所有的受试者都对滴眼液感到满意,没有人倾向选择安慰剂(图 10-5)。

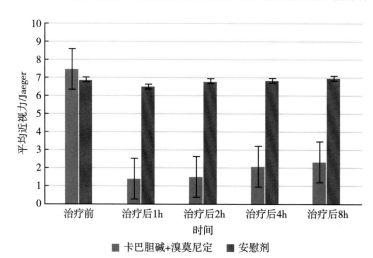

图 10-5 治疗组(3% 卡巴胆碱和 0.2% 溴莫尼定混合滴眼液)和安慰剂对照组的平均近视力随时间的变化

最近的一项研究发表于 2019 年,共纳入 57 例年龄在 44~60 岁的正视眼老视受试者,有 32 例接受 2.25% 卡巴胆碱和 0.2% 溴莫尼定混合滴眼液治疗,另 25 例接受 3% 卡巴胆碱和 0.2% 溴莫尼定混合滴眼液治疗,随访 12 小时。在 2.25% 卡巴胆碱和 0.2% 溴莫尼定混合滴眼液组中,平均近视力从治疗前的 J(7.37±1.6),显著提高到治疗后 1 小时的 J(2.96±0.8)、2 小时的 J(3.34±1.1)、4 小时的 J(3.93±0.98)和 8 小时的 J(4.98±0.85)($P<0.000$ 1),但治疗后 12 小时,平均近视力为 J(6.75±1.58)($P=0.11$)。在 3% 卡巴胆碱和 0.2% 溴莫尼定混合滴眼液组中,平均近视力从治疗前的 J(7.72±1.48),显著提高到治疗后 1 小时的 J(1.36±0.56)、2 小时的 J(1.4±0.57)、4 小时的 J(1.8±0.58)、8 小时的 J(2.32±0.47)和 12 小时的 J(2.64±0.7)($P<0.000$ 1)。研究结果表明与接受 2.25% 卡巴胆碱组相比,接受 3% 卡巴胆碱组受试者平均近视力改善更为显著($P<0.000$ 1);使用 2.25% 卡巴胆碱组对近视力的改善仅持续 8 小时,而使用 3% 卡巴胆碱组改善的持续时间长达 12 小时($P<0.000$ 1)。

安全性方面,这四项临床研究结果均表明,使用卡巴胆碱和溴莫尼定混合滴眼液期间,不影响远视力,未观察到视网膜脱离、虹膜囊肿和眼部炎症等严重的眼部不良反应和全身副作用,受试者可以日夜安全驾驶,对任何运动的感知都不会失真。个别研究报道了轻度的不适症状如眼部轻度烧灼感(3.3%)、头痛(10%)和光感受度下降(3.3%),上述症状是轻微和暂时的。

由美国 Visus Therapeutics 公司发起的一项多中心、随机、双盲、交叉的Ⅱ期临床试验,旨在评估卡巴胆碱和溴莫尼定(BRIMOCHOL 和 BRIMOCHOL F)的固定剂量组合与类似配方的无防腐剂卡巴胆碱在正视有晶状体眼和人工晶状体眼老视受试者中的安全性和有效性(NCT04774237)。在滴注后 9 小时,BRIMOCHOL 和 BRIMOCHOL F 均改善了至少 12 个字母的近视力。安全性方面,仅出现了一些轻微的不良反应,如烧灼感、头痛、眉间疼痛,患者均可耐受。此外,关于 BRIMOCHOL 在正视有晶状体眼和人工晶状体眼老视受试者的Ⅲ期临床试验已经开始,旨在招募 450 名 45~80 岁的患者,考察用药后近视力改善≥3 行,且远视力损失≤1 行的受试者百分比(NCT05135286)。

(三)其他促进睫状肌收缩和收缩瞳孔药物

1. 0.1% 溴莫尼定单组分滴眼液 毛果芸香碱和卡巴胆碱为非选择性 M 受

体激动剂,全身给药后可引起头痛、腹泻、过度出汗、流涎、呼吸困难和喘息等副作用,尽管在眼部局部给药后这些副作用的发生率较低,但是仍然存在用药安全隐患。通过使用肾上腺素能受体激动剂可以避免副交感神经激动导致的广泛的全身副作用,该激动剂通过 α_2 受体间接抑制瞳孔散大,并且在需要降低眼压的青光眼患者中可以长期安全使用,在正常眼压患者中也成功维持可接受的眼压范围。

Xu 等报道了 0.1% 溴莫尼定滴眼液对早期和晚期老视患者近视力的影响。共纳入 19 例早期老视(40~50 岁)和 11 例晚期老视患者(>50 岁),采用双眼给药,每日 1 次,每次 1 滴。研究结果表明滴眼 1 小时后,晚期老视(>50 岁)组,在光照为 20、200 和 2 000 勒克斯时,近视力 Log MAR 值平均改善分别为 0.15、0.07 和 0.03(P<0.05),近阅读速度也有显著改善,但在一些剩余调节的年轻老视患者(40~50 岁)中,没有观察到近视力和近阅读速度有统计学意义上的改善(P>0.05)。大多数瞳孔缩小在用药后 8 小时仍然存在,而近视力改善在 4 小时后消失。安全性方面,0.1% 溴莫尼定滴眼液在任何光照水平下均不影响远视力,在屈光中不产生近视偏移。在每小时的不良反应监测中,没有主观抱怨、不良事件和副作用报告,眼压保持在正常范围内。

2. 乙酰克里定和托吡卡胺混合滴眼液 PRX-100(曾命名 Liquid Vision)是由乙酰克里定和托吡卡胺组成的固定配方滴眼液,由美国 Presbyopia Therapies 公司研发。乙酰克里定是 M 受体的激动剂,可引起瞳孔收缩,产生针孔效应,从而改善近视力,但也会引起睫状肌痉挛和看远模糊。托吡卡胺与乙酰克里定的作用相反,为 M 受体的阻滞剂,它对虹膜 M_3 受体的亲和力远高于其他抗 M 受体药物,可使瞳孔扩张,而对睫状肌调节的影响最小。两者共同作用可使瞳孔产生可逆性缩小,能更好地改善近视力。

Dell 等发现 PRX-100 对瞳孔的影响是迅速的(应用后 30 分钟),瞳孔直径稳定在 1.6mm 左右,持续时间为 5~8 小时。在给平均年龄为 51.3 岁的患者使用该药后,双眼平均 DCNVA 提升到 J1~J1$^+$。

美国 Presbyopia Therapies 公司在 2015—2017 年期间,先后发起了两项关于 PRX-100 用于老视的临床试验(NCT03201562/NCT02554396)。其中 2017 年 4 月发起的一项Ⅱb 期随机、双盲、安慰剂对照临床试验,评估 PRX-100 与安慰剂相比,治疗早、中期老视患者的有效性和安全性。共有 58 例年龄 48~64 岁的受试者参加了该研究。滴注后 1 小时,47.2% 研究眼的 UNVA 改善≥3 行($P<0.001$),91.7% 研究眼的 UNVA 改善≥2 行($P<0.000\ 1$)。约一半的研究眼在 7 小时内保持≥2 行的改善。这种独特的药物具有良好的耐受性,研究眼中单眼最佳矫正远视力(best corrected distant visual acuity,BCDVA)没有明显损失,也没有严重的不良事件(NCT03201562)。

3. Presbi drops(CSF-1)滴眼液　由以色列 Orasis Pharmaceuticals 公司研发的 Presbi drops(CSF-1)滴眼液,是一种在油基试剂中混合了拟副交感神经药及非甾体抗炎药的组合,未公开具体成分。Feinbaum 首次在 2014 年的北欧眼科大会上展示了该滴眼液的研究数据,结果显示干预使某些病例的近视力从 J6 改善到 J3,对于患者的近视力和远视力都有良好的效果,特别是对有人工晶状体植入的患者,用药后近、远视力均有改善。

截至 2021 年 12 月,关于 Presbi drops(CSF-1)滴眼液用于老视患者的Ⅱ期临床试验(NCT03885011/NCT02745223/NCT02965664)的详细结果尚未公布。Orasis Pharmaceuticals 公司于 2020 年 10 月又启动了评估该滴眼液有效性和安全性的Ⅲ期临床试验(NCT04599972/NCT04599933),目前正在招募受试者的阶段。

4. Presby Plus 滴眼液　2016 年国际屈光手术协会(International Society for Refractive Surgery, ISRS)/美国眼科学会(American Academy of Ophthalmology, AAO)首次报道了瑞士卢加诺眼科研究所的创始人 Roberto Pinelli 博士研发的 Presby Plus 滴眼液,专为 45~60 岁需要 +0.50~+1.50D 矫正的老视正视眼设计。该滴眼液由两种拟副交感神经药与一种副交感神经拮抗剂组成(未知确切的活性成分),通过刺激睫状肌调节和收缩瞳孔来治疗老视。患者双眼每天滴眼 2 次,90% 的受试者可在 1 年内看到 J4~J1,且无不良反应。

5. Presby eye drops　2013 年 Patel 和 Salamun 在欧洲白内障与屈光手术会年会上首次展示了应用 Presby eye drops 治疗老视的效果。该滴眼液是基于两种拟副交感神经药和一种非甾体类抗炎药的组合(未知确切的活性成分)。据报道,滴眼液对裸眼近视力和远视力都有改善。

二、降低晶状体硬度的抗氧化剂:硫辛酸

晶状体硬化和弹性丧失是老视的另一个重要因素。随着年龄增加,晶状

体内蛋白质巯基与谷胱甘肽巯基及半胱氨酸之间二硫键增多,导致晶状体的硬度增加,双眼调节力降低。硫辛酸是一种抗氧化剂,可以化学还原晶状体二硫键,并增加晶状体的动态折射能力。

由诺华制药公司研发的 UNR844-Cl 滴眼液(曾命名 EV06),是一种前药,由 1.5% 硫辛酸胆碱酯组成,可促进晶状体纤维细胞内晶状体蛋白的二硫键的减少,降低晶状体纤维细胞的硬度,恢复其调节幅度,对抗老视。

Korenfeld 等进行了一项前瞻性、随机、双盲、多中心的临床Ⅰ/Ⅱ期试验(NCT02516306),将 75 例年龄在 45~55 岁的老视受试者分为治疗组(50 例)和安慰剂组(25 例),首次将研发的 UNR844-Cl 滴眼液用于治疗组。在第 1~7 天,所有受试者在其非优势眼接受单眼给药(1 滴,每天 2 次,为适应性给药),第 8~91 天改为双眼给药(1 滴,每天 2 次),随访时间延长至用药后的 7 个月。结果显示,在治疗的 91 天内,与安慰剂组相比,治疗组的双眼 DCNVA(Log MAR)平均改善为 0.159 ± 0.120,显著高于安慰剂组的 0.079 ± 0.116($P=0.007$)(图 10-6);治疗组双眼近视力增加≥10 个字母的受试者比例为 53.1%,显著高于安慰剂组的 21.7%($P=0.021$);在 UNR844-Cl 停止给药后的第 5 个月和第 7 个月,DCNVA 的改善持续存在。两组受试者 BCDVA、瞳孔直径和眼压等无显著差异,也没有因药物相关的眼部不良反应而停药。UNR844-Cl 滴眼液组中有

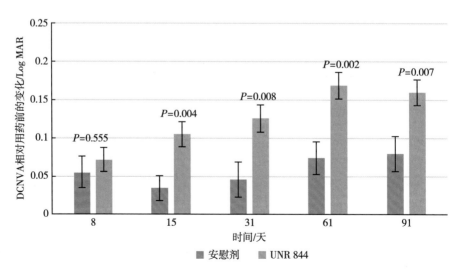

图 10-6 使用 UNR844-Cl 滴眼液后 DCNVA 随时间的变化

16%（8/50）的受试者出现了与治疗相关的眼部不良事件,最常见的为眼部疼痛（6.0%）,另有4.0%的受试者报告有眼睛刺激、视疲劳、眼痒或异物感,最常报告的非眼部不良事件为味觉障碍（14.0%）和头痛（8.0%）。

诺华制药公司之后又发起了两项关于UNR844-Cl用于老视的临床试验（NCT03809611/NCT04806503）。最近一项为2021年6月发起的随机、安慰剂对照、双盲、多中心、剂量范围研究的Ⅱ期临床试验。计划纳入225例年龄在45~55岁的受试者,将他们随机分配接受UNR844-Cl（低、中1、中2和高剂量）或安慰剂,每天2次,双眼各1滴,持续3个月,治疗结束后继续随访9个月。主要评估UNR844-Cl在第3个月时双眼DCNVA相对于基线的剂量反应,以及第3个月后UNR844-Cl作用持续的时间。截至2021年12月,该临床试验处于招募受试者的阶段（NCT04806503）。

三、中草药综合治疗

在眼科领域,很多中草药目前证实具有抗氧化、改善微循环的作用,对老视引起的干眼症、视物模糊、视疲劳等症状,以及年龄相关性黄斑变性、糖尿病性视网膜病、紫外线引起的视网膜变性、色素性视网膜炎甚至青光眼有益。如决明子含有多糖、大黄素和类黄酮,它们可以抵抗氧化酶的压力,减缓白内障的成熟;枸杞的提取物,包括多糖、酚酸和类黄酮,可以防止自由基攻击晶状体纤维,保持晶状体的清晰度,防止老视。

Horng等开发了一种新的混合草药,一种由决明子（200mg）、枸杞（200mg）和霍山石斛（40mg）混合后制成的缓释胶囊,并报道了400例年龄在45~70岁的老视受试者口服该混合草药后的前瞻性研究结果。其中240例受试者根据年龄被分成6组,连续6个月每天服用3粒混合草药胶囊,后继续随访6个月。在眼调节力方面,给药后6个不同年龄组的最大眼调节幅度（amplitude of accommodation, AA）值都在第6个月左右出现,第6个月的平均AA值为2.1D（$P<0.05$）,比给药前显著提高,并在第9个月仍可达到2.0D（$P<0.05$）,这意味着混合草药可以维持有效的AA至停药后3个月。在视力方面,治疗前的平均UNVA为J5.5,治疗后3、6、9、12个月的平均UNVA分别为J3.5、J1.5、J2.5和J5.0,且大多数受试者的UNVA改善约2~3行,老视

改善的成功率约为 95%。在一年观察期内,患者远视没有受到显著影响。随后研究者又将 160 例平均年龄为 50 岁的老视受试者随机分为 4 组:安慰剂组(每天 10mg 维生素 C)、低剂量组(每天 1 粒)、中剂量组(每天 2 粒)和高剂量组(每天 3 粒),连续服用混合草药胶囊 6 个月。第 6 个月随访的结果显示,服用维生素 C 安慰剂组受试者的 AA 保持不变,而低、中和高剂量组的 AA 均有一定程度的增加,但只有高剂量组的 AA 与基线相比有统计学差异($P<0.05$)。该研究表明 AA 的增加是以剂量依赖的方式发生的,服用剂量越高,AA 值越大。作者最后总结混合草药的理想给药方案为每天服用 3 粒胶囊,持续至少 6 个月,可以显著提高 AA,延缓甚至改善老视。

Khan 等进行了一项临床试验,共纳入 111 例老视患者,以评估草药配方"ocucure"(试验药物)与安慰剂相比治疗老视的疗效。ocucure 片剂(500mg)包括茴香(150mg)、芍药(150mg)、芫荽(100mg),以及冬瓜(100mg)。患者每天口服 2 片,持续 6~8 周。结果显示,试验组 28.81% 的患者 UNVA 得到了改善,而对照组只有 11.53%。此外,与安慰剂相比,使用 ocucure 组患者的老视症状得到了更显著的改善。

第二节 老视药物的合理使用

一、牢记药物的适应证、禁忌证

1. 严格按照适应证选择药物。

2. 具有缩瞳作用的药物禁用于任何不应缩瞳的眼病患者,如虹膜睫状体炎、瞳孔阻滞性青光眼等。

3. 含有溴莫尼定成分的药物禁用于同时使用了单胺氧化酶抑制剂治疗的患者。

4. 含有 α 受体激动剂或者副交感神经阻断剂成分的药物禁用于闭角型青光眼患者。

5. 含有双氯芬酸钠等非甾体抗炎药成分的药物,禁用于对阿司匹林或其他非甾体抗炎药过敏者。

6. 禁用于对本品任何成分过敏者。

二、不良反应以及处理措施

1. 最常见的眼部不良反应是眼部充血、眼刺痛、烧灼感和光感受度下降,通常发生在治疗初期,并在治疗过程中会逐渐消失。若不能耐受,建议及时停药就医。

2. 眼局部用药后出现全身不良反应的情况少见,最常见的症状为头痛。此外使用硫辛酸胆碱酯可能还会引起味觉障碍;使用某些拟副交感神经药物(如毛果芸香碱)后可能出现流涎、出汗、胃肠道反应和支气管痉挛的不适症状;使用某些 α 受体激动剂(如溴莫尼定)可能会影响患者血压,有严重心血管疾病的患者用药过程中应加强监测。这些全身不良反应大多是轻微和暂时的,眼部用药后,用手指按压内眼角 2~3 分钟能减轻全身不良反应的发生。若症状持续或者加重,建议及时停药就医。

3. 使用具有缩瞳作用的药物常引起暗适应困难,若需要在夜间驾驶或在弱光条件下进行危险活动时要小心。

4. 可能会短暂出现在近距离和远距离物体之间调整焦点的困难。如果视野不清晰,请勿驾驶或操作机械设备。

5. 定期检查眼压。如出现视力改变,须查视力、视野、眼压及房角等,医生会根据病情变化改变用药及治疗方案。

6. 如果出现突然视力下降,请立即就医。

三、注意事项

1. 使用滴眼液前 先核对药品名称、用法用量、给药途径等,滴鼻液、滴耳液不适宜眼部给药;核对日期,一般开盖过的眼用制剂超过 4 周后不能再使用,某些特殊的眼用制剂是 1 周或者当天用完即弃,具体以说明书为准;如果患者配戴角膜接触镜,应在使用滴眼液之前取下,给药至少 15 分钟后再重新配戴;在滴滴眼液之前应进行洗手,避免污染;若滴眼液为混悬液,应先摇匀后再使用。

2. 使用滴眼液的过程中 掌握正确滴眼方法,滴滴眼液时头略后仰,眼向上望,下拉下眼睑成钩带状,然后将眼药滴入钩带状结膜囊内,避免直接滴在角膜上;滴完滴眼液后,用手指按压内眼角 2~3 分钟,防止药液顺着鼻泪管流入鼻腔,减少全身吸收;应根据医嘱规律地使用滴眼液,不要擅自更改滴眼液的次数和剂量;为防止污染,勿将滴眼液瓶口触及任何物体表面。

3. 使用滴眼液后 如果与其他滴眼液同时使用,每种滴眼液使用至少间隔 5 分钟;请勿与其他人共用滴眼液,以免交叉感染;滴眼液的保存条件通常为遮光、室温,特别提示需要冷藏的,应按照说明书规定的条件予以保存。

四、注意用药的个性化原则

个性化用药是指在充分考虑每个患者的遗传因素(即药物代谢基因类型)、性别、年龄、体重、生理病理特征以及正在服用的其他药物等综合情况的基础上制订安全、合理、有效、经济的药物治疗方案。

不同的老视药物作用机制不同,而不同老视患者的病情严重程度、伴发并发症、是否接受过激光手术,以及有无人工晶状体植入等均不同,医生会根据个人情况选择最适合的药物。如含硫辛酸胆碱酯成分的滴眼液,具有抗氧化的作用,能减少晶状体蛋白质二硫键的生成,延缓晶状体蛋白质变性和混浊,更适用于伴有白内障的老视患者。含毛果芸香碱、溴莫尼定等缩瞳成分的滴眼液,可以降低高眼压患者的眼压,适用于伴有青光眼的老视患者。有严重心血管疾病的患者若使用含 α 受体激动剂成分的药物,需加强血压监测,或者更换药物。

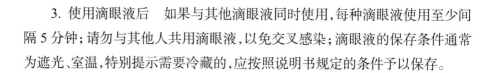

总结展望

老视治疗药物的文献研究情况总结见表 10-1,临床试验情况见表 10-2。随着 2021 年 10 月全球首款用于老视治疗的药物 1.25% 毛果芸香碱滴眼液(VUITY)被美国 FDA 批准上市,局部应用的药物正式成为不想戴眼镜或者做手术的老视人群的一种全新选择。近年来老视的药物治疗主要聚焦在促进睫状肌调节和收缩瞳孔、降低晶状体硬度等方面。其中的一些正在研究的药物,用于治疗老视展现出了很有希望的结果,如 BRIMOCHOL 滴眼液、PRX-100 滴眼液、CSF-1 滴眼液和 UNR844-Cl 滴眼液,且均已进入临床Ⅱ期甚至Ⅲ期研究阶段(截至 2021 年 12 月)。值得注意的是,由于局部应用的药物作用是可逆和短暂的,老视患者需要长期用药以维持满意的近距离视觉质量,因此关于其远期疗效、安全性以及停药是否会反弹等问题还需要进一步研究。相信未来会有越来越多的这类药物成功上市,为老视患者带来更多的福音!

表 10-1 老视治疗药物的文献研究情况（截至 2021 年 12 月）

研究者，年份	研究药物	参与者	给药方法	主要指标	其他指标	不良反应
Renna, 2016	FOV 滴眼液：0.247% 毛果芸香碱，0.003% 萘甲唑啉，0.78% 去氧肾上腺素，0.023% 奈帕芬胺，0.034% 非尼拉敏，0.09% 聚乙二醇	14 例老视患者，41~55 岁；安慰剂组：无；随访 1 个月	双眼给药，每次 1 滴；每天 2 饮	连续使用 1 个月后，双眼 UNVA 由基线 J(3.63±2.59) 提升了 2~3 行($P<0.001$)，其中 6 名患者(42.9%)在用药后 5 小时改善≥3 行。持续使用 1 个月后，UNVA 未发生明显回退	无明显的近视漂移：最大近视漂移仅为 0.5D，在 3 小时后逐渐减小并消失。滴眼液对泪膜、角膜上皮或皮膜内皮细胞没有不良影响。该研究还表明，滴滴眼液后 5 小时，眼压显著降低了近 2mmHg	未发现眼部并发症
Vargas, 2019	FOV 滴眼液：同上	117 例老视患者。第 1 组：41~50 岁，66 例；第 2 组：51~65 岁，51 例；安慰剂组：无；随访 2 小时	双眼给药，每次 1 滴	滴眼后 2 小时，92.3% 的患者 UNVA 提高了 1 或多行(平均提高 1.8 行)($P=0.000$)；41~50 岁组比 51~65 岁组改善更多($P=0.022$)	所有患者的近视力保持不变，动态瞳孔保持不变	14 例患者(12.0%)报告头痛，均自行缓解，仅 1 例患者(0.85%)不耐受

续表

研究者,年份	研究药物	参与者	给药方法	主要指标	其他指标	不良反应
Benozzi,2012	1% 毛果芸香碱,0.1% 双氯芬酸钠	100 例老视患者,年龄范围为 45~50 岁;安慰剂组:无;随访 5 年	双眼给药,每天 2 次,在一天开始时(醒时)和 6 小时后	在治疗的第 1 年,所有患者的 UNVA 改善至 J1,在 5 年内维持稳定	远视力维持在 20/20	20 例患者(20%)在滴注后立即出现眼部灼热感和不适,1 例患者因眼部灼烧和不适而停止治疗
Benozzi,2020	1%毛果芸香碱,0.1% 双氯芬酸钠	910 例老视患者,年龄范围为 40~59 岁;安慰剂组:无;随访 1~8 年	双眼给药,每天 2 次,在一天开始时(醒时)和 6 小时后	患者基线 UNVA 为 J(4.74±1.53),随访 8 年提高至 UNVA(1.36±0.48),双眼 UNVA 提升了约 3 行。所有患者的 UNVA 在 8 年间保持在 J1~J2。	维持良好的远视力,未出现青光眼、白内障和/或视网膜疾病,没有检测到眼表疾病	头痛(12.9%),光感受度下降(26%),眼表烧灼感(9.3%),2 例患者有头晕,没有发现其他全身副作用或症状。副作用在治疗 1 年内均自行消失
Benozzi,2021	1%毛果芸香碱,0.1% 双氯芬酸钠	148 例老视患者,年龄范围为 40~60 岁;安慰剂组:无;随访 2~10 年	双眼给药,每天 2 次,在一天开始时(醒时)和 6 小时后	基线 UNVA 在 J3~J8 间,用药后 UNVA 均保持在 J1~J2 间	维持良好的远视力,未出现青光眼、白内障和/或视网膜疾病,没有检测到眼表疾病	头痛(11.3%),光感受度下降(24.6%),眼表烧灼感(6.6%),1 例患者有头晕,没有发现其他全身副作用或症状。副作用在治疗 1 年内均自行消失

续表

研究者，年份	研究药物	参与者	给药方法	主要指标	其他指标	不良反应
Kaufman，2012（会议报告）	1% 毛果芸香碱，0.2% 溴莫尼定	12 例老视患者；安慰剂对照：人工泪液	非主导眼单眼给药	毛果芸香碱的最佳浓度为 1%。单独使用毛果芸香碱组的近视力提高了 2.3%，1% 毛果芸香碱联合 0.2% 溴莫尼定组的近视力提高到 J3	溴莫尼定可以延长胆碱能激动剂的作用	包括安慰剂组在内的所有患者中有 10%~30% 报告有轻微不适
Abdelkader，2015	2.25% 卡巴胆碱，0.2% 溴莫尼定滴眼液	48 例老视患者，43~56 岁，治疗组（30 例）接受 2.25% 卡巴胆碱加 0.2% 溴莫尼定滴眼液。对照组（18 例）接受安慰剂；两组按年龄再分为≥50 岁、<50 岁的亚组；随访 3 个月	非主导眼单眼给药，每天 1 次	在≥50 岁组中，平均近视力从治疗前的 J（7.68±1.62）显著提高到治疗后 1 小时的 J（3±1.26）；在<50 岁组中，平均近视力从治疗前的 J（6.29±0.91）显著提高到治疗后 1 小时的 J（2.5±0.94），平均增加约 4 行（P<0.000 1）。但在使用 2~10 小时后，近视力缓慢地回落 1~2 行。而安慰剂组在用药后无论哪个年龄段近视力均无提升。用药后的近视力在 3 个月内保持稳定	不影响远视力，未观察到耐受性或快速耐受性的证据	没有观察到严重的眼部不良反应。1 例受试者（3.3%）出现轻度烧灼感，10% 的受试者出现隐隐约约的头痛，1 例受试者（3.3%）报告了最初几周的短暂低光度困难，上述症状都是轻微和暂时的。未观察到视网膜脱离、虹膜囊肿和眼部炎症的副作用，未发现全身副作用

续表

研究者，年份	研究药物	参与者	给药方法	主要指标	其他指标	不良反应
Abdelkader, 2016	3%卡巴胆碱、0.2%溴莫尼定	10例正视眼老视受试者；年龄范围为42~58岁；实验组：0.2%溴莫尼定和3%卡巴胆碱混合式混合组，和单独形式混合组（先滴注卡巴胆碱，然后在5分钟后滴注溴莫尼定；对照组：3%卡巴胆碱单独或0.2%溴莫尼定单独给药组；随访8小时	非主导眼单眼给药，每天1次	与单独形式混合组或单独卡巴胆碱组或单独溴莫尼定组相比，3%卡巴胆碱和溴莫尼定混合滴眼液的平均近视力得到更显著的改善（$P<0.000\ 1$），从治疗前的J(8.6±1.5)提高到治疗后1小时的J(1.1±0.3)，2小时的J(1.1±0.3)，4小时的J(1.8±0.4)和8小时的J(2.3±0.5)（$P<0.000\ 1$）	不影响远视力，可以日夜安全驾驶，对任何运动的感知都不会失真	有1例（10%）报告有轻度烧灼感
Abdelkader, 2018	3%卡巴胆碱、0.2%溴莫尼定	40例有假晶状体植人的正视眼老视受试者；年龄范围为30~80岁；25例接受3%卡巴胆碱和0.2%溴莫尼定混合滴眼液治疗，15例接受安慰剂；随访8小时	非主导眼单眼给药，每天1次	治疗组的平均近视力有明显改善（$P<0.000\ 1$），从治疗前的J(7.5±1)提高到治疗后1小时的J(1.42±0.5)、2小时的J(1.57±0.5)、4小时的J(2.14±0.5)和8小时的J(2.35±0.49)（$P<0.000\ 1$）	不影响远视力	没有受试者报告有头痛、模糊、眉毛疼痛或烧灼感

续表

研究者，年份	研究药物	参与者	给药方法	主要指标	其他指标	不良反应
Abdelkader, 2019	2.25%/3%卡巴胆碱，0.2%溴莫尼定	57例正视眼老视受试者，年龄范围为44~60岁，有32例接受2.25%卡巴胆碱加受0.2%溴莫尼定滴治疗，另25例接受0.2%卡巴胆碱加3%卡巴胆碱加溴莫尼定滴眼液治疗；随访12小时	非主导眼，单眼给药，每天1次	与接受2.25%卡巴胆碱组相比，接受3%卡巴胆碱组受试者平均近视力改善更为显著（$P<0.0001$）。2.25%卡巴胆碱组的近视力改善仅持续8小时，而使用3%卡巴胆碱组的改善可持续长达12小时（$P<0.0001$）	不影响远视力	两组患者均未观察到灼烧感，眉毛疼痛，视物模糊或其他严重的眼部不良反应
Xu, 2021	0.1%溴莫尼定	19例早期老视（40~50岁）和11例成熟老视患者（>50岁）；随访8小时	双眼给药，每日1次，每次1滴	滴眼1小时后，成熟老视（>50岁）组，在光照为20,200和2000勒克斯时，UNVA（Log MAR）的平均改善分别为0.15,0.07和0.03（$P<0.05$），近阅读速度也有显著改善。在有一些剩余调节的年轻老视患者（40~50岁）中，没有观察到近视力和近阅读速度的明显改善（$P>0.05$）。大多数瞳孔缩小在滴注后8小时仍然存在，而近视力改善在4小时后消失	在任何光照水平下不影响远视力，在屈光中不产生近视偏移	在每小时的不良反应监测中，没有主观抱怨，不良事件和副作用报告，眼压保持在正常范围内

续表

研究者，年份	研究药物	参与者	给药方法	主要指标	其他指标	不良反应
Donofrio, 2016（会议报告）	Presby Plus 滴眼液：两种拟副交感神经药与一种副交感神经拮抗剂（未知确切的活性成分）	NA	双眼给药，每日 2 次	90% 的受试者可在 1 年内看到 J4~J1	NA	无不良反应
Patel, 2013（会议报告）	Presby eye drops：两种拟副交感神经药和一种非甾体抗炎药组合的滴眼液（未知确切的活性成分）	NA	NA	对 UNVA 和远视力都有改善	NA	NA

续表

研究者，年份	研究药物	参与者	给药方法	主要指标	其他指标	不良反应
Korenfeld，2021	UNR844-C1滴眼液（EV06）：1.5%的硫辛酸胆碱酯	75例老视患者，年龄范围为45~55岁，分为治疗组（50例）和安慰剂组（25例）；随访10个月	第1~7天，非优势眼单眼给药（1滴，每天2次，为适应性给药），第8~91天改为双眼给药（1滴，每天2次）	在治疗的91天内，与安慰剂组相比，治疗组的双眼DCNVA（Log MAR）平均改善为0.159±0.120，显著高于安慰剂组的0.079±0.116（$P=0.007$）。治疗组双眼近视力增加≥10个字母的受试者比例为53.1%，显著高于安慰剂组的21.7%（$P=0.021$）。在UNR844-C1停止给药后的第5个月和第7个月，DCNVA的改善持续存在	两组受试者BCDVA、瞳孔直径及眼压等无显著差异	UNR844-C1滴眼液组中有16%（8/50）的受试者出现

注：NA. 未提供。

表 10-2　老视治疗药物的临床试验情况(截至 2021 年 12 月)

发起者	试验药物	临床试验号	完成情况	主要疗效指标
墨西哥 Optall Vision 公司	PBOHB 滴眼液:毛果芸香碱、溴莫尼定、羟甲唑啉、溴芬酸、透明质酸(浓度未知)	NCT05006911	2021 年 8 月开始I期临床试验	与基线相比,UNVA 改善程度(时间范围:1 小时)
		NCT05001243	2021 年 8 月开始I期临床试验	UNVA 改善≥3 行的眼睛数量(时间范围:1 小时)
		NCT05006898	2020 年 7 月已完成 I 期临床试验	1. 与基线相比,UNVA 改善程度(时间范围:1 小时) 2. PBOHB 复合滴眼液与单独使用毛果芸香碱或者单独使用溴莫尼定相比 UNVA 改善差异(时间范围:1 小时)
美国马萨诸塞州眼耳专科医院	0.5% 毛果芸香碱、0.2% 溴莫尼定	NCT03825081	2019 年 1 月开始早期I期临床试验	与基线相比,滴眼后能改善植入单焦点人工晶状体患者的近视力程度(时间范围:1 小时)
美国 Ocuphire 制药有限公司	毛果芸香碱(浓度未知)和 0.75% 酚妥拉明混合滴眼液	NCT04675151	2021 年 5 月已完成 II 期临床试验	双眼 DCNVA 改善≥15 个字母的受试者百分比(时间范围:最长 6 小时)
美国艾尔建(Allergan)公司	AGN-190584:1.25% 毛果芸香碱滴眼液	NCT03857542	2020 年 9 月已完成 III 期临床试验	安慰剂组和 VUITY 治疗组在用药后的第30天第3小时分别有 10.8% 和 26.0% 的受试者在中等亮度环境、高对比度的条件下,增加了 3 行或更多的 DCNVA,而没有损失超过 1 行(5 个字母)的 CDVA($P<0.0001$)

续表

发起者	试验药物	临床试验号	完成情况	主要疗效指标
美国艾尔建（Allergan）公司	AGN-190584：1.25% 毛果芸香碱滴眼液	NCT03804268	2019 年10 月已完成Ⅲ期临床试验	安慰剂组和 VUITY 治疗组在用药后的第 30 天第 3 小时分别有 8.1% 和 30.7% 的受试者在中等亮度环境、高对比度的条件下，增加了 3 行或更多的 DCNVA，而没有损失超过 1 行（5 个字母）的 CDVA（$P<0.000\,1$）
	羟甲唑啉（AGN-199201）、低剂量毛果芸香碱（AGN-190584）	NCT02197806	2014 年11 月已完成Ⅱ期临床试验	优势眼单独使用 AGN-190584 治疗的组中，UNVA 有 2 行或以上改善的患者为 70.6%，联合用药时为 68.8%，单独接受 AGN-199201 治疗的组仅为 46.7%。安全性方面，均未发生严重不良事件，其他不良事件的发生率在 AGN-190584 治疗组为 23.53%，联合用药组为 29.41%，单独接受 AGN-199201 治疗组为 33.33%

续表

发起者	试验药物	临床试验号	完成情况	主要疗效指标
美国 Eyenovia 公司	2% 毛果芸香碱使用 Optejet 分配器给药的眼用喷雾剂	NCT05114486	2021 年 11 月开始Ⅲ期临床试验	在中等亮度环境、高对比度、双眼 DCNVA 改善≥15 个字母的受试者比例(时间范围:给药后 120 分钟)
	1% 和 2% 毛果芸香碱眼用溶液与 Optejet 微量分配器	NCT04657172	2021 年 3 月已完成Ⅲ期临床试验	给药2小时后DCNVA 改善了 3 行,最常见的不良反应为轻微结膜充血,仅在约 20% 受试者中一过性出现
美国 Glaukos 公司	4%、6% 和 8% 毛果芸香碱眼膏	NCT05124275	2022 年 1 月开始Ⅱ期临床试验	在第 28 天就诊时,给药后 1 小时的双眼 DCNVA 改善≥3 行,且双眼 BCDVA 损失≤5 个字母的受试者比例
美国 Visus Therapeutics 公司	BRIMOCHOL 滴眼液:卡巴胆碱、溴莫尼定(浓度未知)	NCT04774237	2021 年 10 月已完成Ⅱ期临床试验	在不同时间点近视力改善≥3 行的受试者百分比
		NCT05135286	2022 年3月开始Ⅲ期临床试验	近视力改善≥3 行,且远视力损失≤1 行的受试者百分比
美国 Presbyopia Therapies 公司	PRX-100 滴眼液:乙酰克里定、托吡卡胺	NCT03201562	2018 年 5 月已完成Ⅱb 期临床试验	滴注后 1 小时,47.2% 研究眼的 UNVA 改善≥3 行($P<0.001$),91.7 研究眼的 UNVA 改善≥2行($P<0.0001$),约一半的研究眼在 7 小时内保持≥2 行的改善
		NCT02554396	2015 年 11 月已完成Ⅱ期临床试验	双眼 UNVA 的改善程度(时间范围:第 1 天)

续表

发起者	试验药物	临床试验号	完成情况	主要疗效指标
以色列 Orasis Pharmaceuticals 公司	Presbi drops（CSF-1）滴眼液：在油基试剂中混合了副交感神经激动剂及非甾体抗炎药（未公开具体成分）	NCT04599972	2020 年 10 月开始Ⅲ期临床试验	40cm DCNVA 改善≥3 行，且 4m BCDVA 损失≤5 个字母的受试者百分比（时间范围：第 8 天）
		NCT04599933	2020 年 10 月开始Ⅲ期临床试验	40cm DCNVA 改善≥3 行，且4mBCDVA 损失≤5 个字母的受试者百分比（时间范围：第 8 天）
		NCT03885011	2019 年 7 月已完成Ⅱb期临床试验	在不同时间点DCNVA 较基线改善≥3 行的受试者人数（时间范围：第 8 天 / 第 15 天）
		NCT02745223	2017 年 6 月已完成Ⅱa期临床试验	每天早上每只眼滴 1 滴，持续 2 周；UNVA 较基线改善≥2 行的参与者百分比［时间范围：基线至治疗结束（最多 14 天）］
		NCT02965664	2017 年 4 月已完成Ⅱa期临床试验	DCNVA（单眼和双眼）较基线改善≥2 行的受试者百分比［时间范围：基线至治疗结束（最多 3 天）］

续表

发起者	试验药物	临床试验号	完成情况	主要疗效指标
瑞士诺华制药公司	UNR844-Cl 滴眼液（EV06）：1.5% 的硫辛酸胆碱酯	NCT04806503	2021 年 6 月开始 II 期临床试验	UNR844-Cl 在第 3 个月时双眼 DCNVA 相对于基线的剂量反应，以及第 3 个月后 UNR844-Cl 作用持续的时间
		NCT03809611	2019 年 12 月已完成 II 期临床试验	接受 UNR844-Cl 或安慰剂治疗后第 3 个月，45~55 岁受试者双眼 DCNVA 与基线相比的变化
		NCT02516306	2016 年 3 月已完成 I/II 期临床试验	在治疗的 91 天内，与安慰剂组相比，治疗组的双眼 DCNVA（Log MAR）平均改善为 0.159 ± 0.120，显著高于安慰剂组的 0.079 ± 0.116（$P=0.007$）。治疗组双眼近视力增加≥10 个字母的受试者比例为 53.1%，显著高于安慰剂组的 21.7%（$P=0.021$）。在 UNR844-Cl 停止给药后的第 5 个月和第 7 个月，DCNVA 的改善持续存在

（黄滔敏　黄锦海　李可心）

参考文献

[1] KATZ J A, KARPECKI P M, DORCA A, et al. Presbyopia-a review of current treatment options and emerging therapies. Clin Ophthalmol, 2021, 15: 2167-2178.

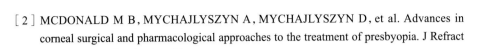

［2］MCDONALD M B, MYCHAJLYSZYN A, MYCHAJLYSZYN D, et al. Advances in corneal surgical and pharmacological approaches to the treatment of presbyopia. J Refract Surg, 2021, 37（S1）: s20-s27.

［3］WOLFFSOHN J S, DAVIES L N. Presbyopia: Effectiveness of correction strategies. Prog Retin Eye Res, 2019, 68: 124-143.

［4］DEXL A K, SEYEDDAIN O, RIHA W, et al. Reading performance after implantation of a small-aperture corneal inlay for the surgical correction of presbyopia: Two-year follow-up. J Cataract Refract Surg, 2011, 37（3）: 525-531.

［5］PARK S Y, CHOI Y J, JUNG J W, et al. Clinical efficacy of pinhole soft contact lenses for the correction of presbyopia. Semin Ophthalmol, 2019, 34（2）: 106-114.

［6］MCDOUGAL D H, GAMLIN P D. Autonomic control of the eye. Compr Physiol, 2015, 5（1）: 439-473.

［7］YU Y, KAWARAI M, KOSS M C. Histamine H3 receptor-mediated inhibition of sympa-thetically evoked mydriasis in rats. Eur J Pharmacol, 2001, 419（1）: 55-59.

［8］GREINER J V, UDELL I J. A comparison of the clinical efficacy of pheniramine maleate/naphazoline hydrochloride ophthalmic solution and olopatadine hydrochloride ophthalmic solution in the conjunctival allergen challenge model. Clin Ther, 2005, 27（5）: 568-577.

［9］SARKAR S, HASNAT A M, BHARADWAJ S R. Revisiting the impact of phenylephrine hydrochloride on static and dynamic accommodation. Indian J Ophthalmol, 2012, 60（6）: 503-509.

［10］RENNA A, VEJARANO L F, DE LA CRUZ E, et al. Pharmacological treatment of pres-byopia by novel binocularly instilled eye drops: a pilot study. Ophthalmol Ther, 2016, 5（1）: 63-73.

［11］VARGAS V, VEJARANO F, ALIÓ J L. Near vision improvement with the use of a new topical compound for presbyopia correction: a prospective, consecutive interventional non-comparative clinical study. Ophthalmol Ther, 2019, 8（1）: 31-39.

［12］ZIMMERMAN T J, WHEELER T M. Miotics: Side effects and ways to avoid them. Ophthalmology, 1982, 89（1）: 76-80.

［13］OSTRIN L A, GLASSER A. Effects of pharmacologically manipulated amplitude and starting point on edinger-westphal-stimulated accommodative dynamics in rhesus monkeys. Invest Ophthalmol Vis Sci, 2007, 48（1）: 313-320.

［14］BENOZZI J, BENOZZI G, ORMAN B. Presbyopia: A new potential pharmacological treatment. Med Hypothesis Discov Innov Ophthalmol, 2012, 1（1）: 3-5.

［15］BENOZZI G, PEREZ C, LEIRO J, et al. Presbyopia treatment with eye drops: An eight year retrospective study. Transl Vis Sci Technol, 2020, 9（7）: 25.

［16］BENOZZI G, CORTINA M E, GIMENO E, et al. A multicentric study of pharmacological treatment for presbyopia. Graefes Arch Clin Exp Ophthalmol, 2021, 259（8）: 2441-2450.

[17] ORMAN B, BENOZZI G. Overview of pharmacological treatments for presbyopia. Med Hypothesis Discov Innov Optom, 2021, 1 (2): 67-77.

[18] ABDELKADER A. Improved presbyopic vision with miotics. Eye Contact Lens, 2015, 41 (5): 323-327.

[19] ABDELKADER A, KAUFMAN H E. Clinical outcomes of combined versus separate carbachol and brimonidine drops in correcting presbyopia. Eye Vis (Lond), 2016, 3: 31-36.

[20] ABDELKADER A. A novel pharmacological treatment of pseudophakic presbyopia. Int J Ophthalmic Res, 2018, 4 (2): 291-294.

[21] ABDELKADER A. Influence of different concentrations of carbachol drops on the outcome of presbyopia treatment - a randomized study. Int J Ophthalmic Res, 2019, 5 (1): 317-320.

[22] GRZYBOWSKI A, RUAMVIBOONSUK V. Pharmacological treatment in presbyopia. J Clin Med, 2022, 11 (5): 1385-1397.

[23] EVERITT D E, AVORN J. Systemic effects of medications used to treat glaucoma. Ann Intern Med, 1990, 112 (2): 120-125.

[24] ARTHUR S, CANTOR L B. Update on the role of alpha-agonists in glaucoma management. Exp Eye Res, 2011, 93 (3): 271-283.

[25] XU R, GIL D, DIBAS M, et al. Time-course of the visual Impact on presbyopes of a low dose miotic. Ophthalmic Physiol Opt, 2021, 41 (1): 73-83.

[26] GERMAN E J, WOOD D, HURST M A. Ocular effects of antimuscarinic compounds: Is clinical effect determined by binding affinity for muscarinic receptors or melanin pigment?. J Ocul Pharmacol Ther, 1999, 15 (3): 257-269.

[27] TURGUT B, KARANFIL F Ç. Update on presbyopia-correcting drops. European Ophthalmic Review, 2017, 11 (02): 99-102.

[28] GRZYBOWSKI A, MARKEVICIUTE A, ZEMAITIENE R. A review of pharmacological presbyopia treatment. Asia Pac J Ophthalmol (Phila), 2020, 9 (3): 226-233.

[29] MONTES-MICO R, CHARMAN W N. Pharmacological strategies for presbyopia correction. J Refract Surg, 2019, 35 (12): 803-814.

[30] RENNA A, ALIO J L, VEJARANO L F. Pharmacological treatments of presbyopia: A review of modern perspectives. Eye Vis (Lond), 2017, 4: 3.

[31] BOVA L M, SWEENEY M H, JAMIE J F, et al. Major changes in human ocular UV protection with age. Invest Ophthalmol Vis Sci, 2001, 42 (1): 200-205.

[32] GARNER W H, GARNER M H. Protein disulfide levels and lens elasticity modulation:

applications for presbyopia. Invest Ophthalmol Vis Sci, 2016, 57 (6): 2851-2863.

[33] KORENFELD M S, ROBERTSON S M, STEIN J M, et al. Topical lipoic acid choline ester eye drop for improvement of near visual acuity in subjects with presbyopia: A safety and preliminary efficacy trial. Eye (London, England), 2021, 35 (12): 3292-3301.

[34] HORNG C T, MA J W, SHIEH P C. Improvement of presbyopia using a mixture of traditional Chinese herbal medicines, including cassiae semen, wolfberry, and *dendrobium huoshanense*. Evid Based Complement Alternat Med, 2021, 2021: 9902211.

[35] JANG D S, LEE G Y, KIM Y S, et al. Anthraquinones from the seeds of Cassia tora with inhibitory activity on protein glycation and aldose reductase. Biol Pharm Bull, 2007, 30 (11): 2207-2210.

[36] AMAGASE H, SUN B, BOREK C. Lycium barbarum (goji) juice improves in vivo antioxidant biomarkers in serum of healthy adults. Nutr Res, 2009, 29 (1): 19-25.

[37] NEELAM K, DEY S, SIM R, et al. Fructus lycii: A natural dietary supplement for amelioration of retinal diseases. Nutrients, 2021, 13 (1): 246-270.

[38] KHAN M M, USMANGHANI K, NAZAR H, et al. Clinical efficacy of herbal coded formulation ocucure for the improvement of presbyopia: A randomized comparative clinical trial. Pak J Pharm Sci, 2014, 27 (2): 317-320.

第十一章

老视患者的心理学

🔍 **导语**

　　老视患者不仅存在客观视功能的下降,还常常伴随心理状态的改变。由于对衰老的焦虑与恐惧,以及突然出现视力障碍的心理落差等原因,老视患者可能产生一系列心理问题,导致主观生活质量指标下降、神经心理指标改变等等,而心理状态的改变又会影响患者对于老视矫正方式的选择,进而影响其治疗结果。因此,对于眼科医生来说,与老视患者进行良好的沟通,使患者能够正视老视并积极配合治疗,也是老视患者临床管理中不可或缺的一环。本章节将介绍老视患者心理相关指标的改变,引起这样心理变化的潜在原因,心理状态与老视治疗的相互影响,以及对于老视患者的门诊及围手术期的心理调适。

🔍 **关键词**

　　老视　心理　生活质量　衰老　医患沟通

第一节　老视患者心理变化

　　"春水船如天上坐,老年花似雾中看",从这怅然的诗句中,可以看出哪怕是大诗人杜甫最终也难逃老眼昏花的影响。

21 世纪迎来了"读屏时代",随着数字化、信息化、网络化成为社会发展的大趋势,智能手机、平板电脑以及各种显示终端等近距离用眼设备成为每个人日常生活与工作的必需品。中国互联网络信息中心(China Internet Network Information Center, CNNIC)2021 年 8 月 27 日发布的第 48 次《中国互联网络发展状况统计报告》显示,截至 2021 年 6 月,我国网民规模达 10.11 亿,其中中老年群体网民规模增速最快,50 岁及以上网民占比超过 28%。新型冠状病毒感染疫情之后,63.3% 的中老年人上网时间更多,40~50 岁人群中 48% 的网络办公时间增加,平均手机使用时长达 4.1 小时,电脑时长近 3 小时。可见,中老年人群对于近、中距离的视物需求变得越来越高,长时间的近距用眼使"老花眼"人群出现"年轻化"趋势。老视导致的近、中距离视物障碍可对中老年人群生活质量及相关心理产生负面影响。

一、老视患者心理指标变化

不少既往研究表明,近距离视物障碍对于患者生活质量的不同方面产生了显著影响,通过老视患者心理相关指标的变化,我们可以窥见老视对于患者心理状态的影响。一项研究使用美国国家眼科研究所屈光不正生活质量量表(national eye institute refractive error quality of life, NEI-RQL)评估老视对视觉相关生活质量的影响,研究结果表明,老视眼调节能力下降所带来的近、中距离视物障碍对中老年人群的生活质量产生了实质性的负面影响。一项使用世界卫生组织生活质量测定简表(world health organization quality of life assessment instrument, WHOQOL)的研究表明,近距离视物障碍对包括心理生活质量在内的各类生活质量都有重大影响。一项针对中国农村 40 岁以上人群的研究发现,由于老视导致的日常生活活动困难和由此产生的社会障碍并不少见,由于近距离视物障碍,老视患者会认为自己更需要别人的帮助,成就感降低,不安与羞愧感也会增加。主观幸福感和睡眠质量与心血管疾病、代谢性疾病,甚至寿命长短都息息相关,是评估患者心理生活质量的重要指标。日本学者采用主观幸福指标量表(subjective happiness scale, SHS)及匹兹堡睡眠质量指数(Pittsburg sleep quality index, PSQI)对老视患者进行评估,结果发现,和男性相比,女性配戴接触镜者倾向于部分欠矫,从而这部分人的老视镜配戴年龄推迟了 0.8 年；同时，患者意识到老视症状、视觉负担及干眼都和主观幸福感、睡眠质量显著相关。

可见，老视不仅会影响患者的生活质量，对心理状态也产生了不容忽视的影响。作为一个生理性的退化问题，老视为何会对患者心理产生明显的影响呢？这可能与患者将老视等同于"衰老"，以及出现老视后的心理落差等有关。

二、老视与衰老

我国《老年人权益保障法》规定老年人的年龄起点标准是 60 周岁，而老视发生的年龄通常是在 38 到 45 岁之间，因此，老视最初通常出现于中年时期，并不是老年人的专属疾病。然而，老视这个名词本身所含的"老"字，很容易让人联想这是一种与衰老密切相关的疾病。正是由于人们无法正视衰老，患者将老视的确诊与衰老联系到一起后，大概率会引起畏惧与否认的心理。几乎各个年龄段的人群都存在着对于年龄的焦虑，且随着年龄的增长，人们对于衰老的畏惧心理就愈加强烈，于是愈发地对衰老敏感，长期以来的自我暗示与加压就形成了种种惧老的表现。英国一项针对全球 12 万人进行的调查发现，45~54 岁的中国受访者中，超过半数认为自己已经老了，并且 28% 的受访者会因此沮丧，想到孤独、疾病等字眼。对中国人来说，"老无所用"是普遍心态，随着年龄的增长，人们通常会给自己施加负面的心理暗示，更容易灰心丧气，对外界逐渐失去兴趣，以致失去奋发向上的精神，使得自己陷入得过且过、与世无争的颓废状态。然而，如果因为发现自己的某些衰老迹象就终日忧心不已，这种心理上的衰老，很可能导致生理上的未老先衰，从而加速老化的进程。

三、老视造成的心理落差

人类预期寿命逐渐延长，而近距离用眼过度造成了视力健康隐患，导致眼睛老化的年龄逐渐提前，程度加重。在门诊诊疗过程中，患者被初次确诊老视时，很有可能会表现出难以置信、焦虑等情绪，发出"我才四十多岁，怎么可能老花眼，你是不是诊断错了？""医生，你确定我是老花眼，而不是近视吗？"等等疑问。尤其是较为年轻的患者，往往更容易表现出惊讶、焦虑和否认等情绪，因为他们可能将老视的确诊与身体的衰老、虚弱和工作能力受限等画上等号。研究发现,相较于视力障碍的持续时间,视力障碍的起始时间对于老视患者的心理影响更为显著。视力障碍出现时年纪越轻,患者可能会经历更大的痛苦,因为他们视力障碍的出现可能对工作、家庭生活等产生更加深远的影响。人还年轻,眼睛却"老"了,这种实际年龄与身体部分机能的不匹配,必定会导致这些"视觉初老族"对未来的工作和生活都充满了担忧与焦虑,害怕"老花眼"会成为自己的"衰老"标签,引起事业"新瓶颈"。

研究表明,大约有一半的受试者认为老视的发生是随着年龄增长顺其自然的事情,能够接受老视的发生,但是也会有一部分患者对老视表现出明显的拒绝态度,甚至用"害怕"去形容自己对于老视的态度。这可能是由于老视患者出现老视症状之前长期处于近视力较好的状态,心理上会认为自己的身体机能处于健康年轻的状态,如果突然需要辅助设备进行近距离视物,将会造成较大的心理落差。

第二节 门诊老视患者心理调适

一、心理因素对于老视矫正的影响

患者对待老视心理状态可能是患者最终决定是否矫正老视,以及选择不同矫正方式的重要原因,这也在一定意义上促进了不同的老视治疗方式的发展。研究表明,47 岁以下的人们近距离用眼矫正的比例非常低,部分患者认为配戴老视框架眼镜就等同于给自己贴上了"衰老"的标签,会让自己看上去显老,或者影响自己的外在形象,因此不容易接受这样的矫正方式,也由此催生了药物、角膜接触镜及手术等新的老视矫正方式。研究发现,对于戴镜矫正老视存在一定心理障碍的患者,更愿意选择角膜接触镜或者手术的方式进行矫正。但是也会有患者认为角膜接触镜矫正并不是自己的最佳选择,其中一个原因可能是随着年龄增长,患者可能会伴有"懒惰"感的增加以及干眼等眼部问题的出现,患者更愿意选择较为方便舒适的框架眼镜进行老视矫正;或者可能是因为部分患者之前曾经配戴角膜接触镜矫正老视时有过不好的体验,比如镜片容易磨损、护理流程烦琐,以及明显的异物感等情况。还有一部分患者对于老视矫正方式的选择可能受到其他眼部疾病的影响,比如白内障患者可能更倾向于选择在接受白内障手术的同时进行老视的矫正,而同时有其他屈光不正者可能更倾向于选择不同类型的多焦点矫正方式以满足不同距离的视物需求。另外,还有研究认为,老视患者本身的性格特质,也会影响他们对于矫正方式的选择,其中内向性格的老视男性更倾向于拒绝配镜矫正。老视患者的心理因素不仅会左右老视矫正的选择,还可能会影响老视的矫正效果。研究表明,单眼视型角膜接触镜矫正老视能否成功与患者的心理因素有一定的关系,比如,初次配戴角膜接触镜时患者的即时反应如果较为负面,则使用单眼视型角膜接触镜矫正老视更有可能失败。

二、矫正对于老视患者心理的影响

老视矫正与否,以及矫正方式的选择,都有可能会对老视患者的心理产生不同的影响。

未经正规治疗的老视患者通常看近物较困难,长时间用眼出现眼胀、流泪、头昏头胀等症状,在面对阅读场景和精细工作的时候力不从心,进而在他人面前畏惧近距离工作,担心露出窘态。有些老视患者也会选择擅自买一些不合格的老视框架眼镜配戴,这样同样会对眼睛造成伤害,可能会产生头晕头胀、眼部干涩,如果所选老视框架眼镜的度数和所需度数有较大差异的话,可能会加重用眼疲劳,老视者会进一步对自己的身体状况产生担忧与焦虑。

当患者选择了不同的矫正方式,意味着患者能够享受到相应方式的优点,但也需要面临相应方式的风险。因此,不同老视矫正方式,也会在一定程度上影响患者的心理。比如,当患者选择了配戴角膜接触镜矫正老视,更容易产生干燥、酸痛、异物感、光敏感、疼痛或眼痒等问题,多项研究表明,角膜接触镜的配戴者通常眼部干燥的程度高于非配戴者,并且随着每天配戴时间的增加而加剧,因此可能产生对角膜接触镜排斥的心理,无法坚持配戴。当患者选择了配戴框架眼镜矫正老视,由于一副单焦点老视框架眼镜只能满足单个距离上的清晰视觉,而无法满足不同距离视物需求,患者往往需要面对看近看远反复摘戴眼镜的问题,这样容易使眼睛处于疲劳状态,因此可能产生怕麻烦等抵触心理,导致患者不能坚持配戴等问题。如果通过手术矫正老视,那么手术作为一种生理应激源,患者在术前的焦虑、恐惧等心理是普遍存在的。如果患者手术前的心理障碍没有消除,那么也会干扰手术或与手术有关的麻醉等医疗活动,因此要多对患者进行开导与鼓励,增强其对于手术的信心。另外,老视手术后可能会出现眩光和光晕等情况,导致患者对于手术效果的满意程度下降,抗拒治疗等心理。因此,提前与患者沟通手术后可能存在的不适与副作用,稳定患者的心理状态及心理预期,对于术后的视功能恢复与适应至关重要。

另外,研究表明,尽管老视患者得到一定的视力矫正后,其视觉相关生活质量指标仍然不能达到与年轻的正视眼受试者相当的水平,但是,采用单眼视(monovision)方法矫正的老视患者相较于单视方法(single vision)矫正的患者表现出一些生活质量指标的改善,比如,他们对于未来的视力有更高的预期,对矫正的依赖更少,对于外貌的焦虑也有所降低。

三、门诊老视患者心理调适

根据 2020 年中国第七次全国人口普查公报数据显示,我国正在以极快的速度在老龄化轨道上发展,60 岁以上的人口占总人口的 18.70%。*2018 Market Scope* 调研数据显示,我国 35 岁以上人口中,有老视问题的人群有 3.9 亿,占比达到 56.9%,其中,中、重度老视人群达 1.46 亿。老视问题事关众多人的幸福生活质量,因此,需要高度关心中、老年人群的眼健康问题,以及由此产生的心理问题。

在门诊诊疗中,近距离视物模糊是老视患者最常见的主诉,作为老视患者获得专业详细的疾病信息的重要渠道,眼科门诊医生对于患者的心理调适具有极其重要的作用。有很大一部分患者缺乏对于老视的正确认知,因此难以正确对待老视这一自然生理性改变。一项调查显示,65% 的老视患者并不熟悉老视这个词,或不知道它的含义。正是由于缺乏对于老视的了解,光凭字面意思理解老视,患者更容易产生抗拒的心理。如上所述,老视患者的不同心理状态会影响其矫正方式的选择甚至矫正结果,因此,需要医护人员、患者家属以及社会共同关心和帮助老视患者的身心健康。医疗工作者有责任了解老视患者的心理,向患者科普老视及不同矫正方式的相关知识,使患者意识到老视并不是一种病理状态,而是一种自然生理性改变,帮助其及时调整心理状

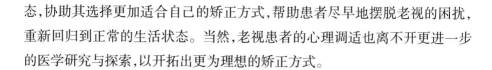

态,协助其选择更加适合自己的矫正方式,帮助患者尽早地摆脱老视的困扰,重新回归到正常的生活状态。当然,老视患者的心理调适也离不开更进一步的医学研究与探索,以开拓出更为理想的矫正方式。

第三节　老视患者围手术期沟通及心理调适

老视手术患者以中老年为主,文化层次相对较好,有一定的社会地位,充当着社会工作与家庭生活中的顶梁柱角色,多有工作、读书、运动等需要,对于远距离及近距离用眼均存在一定需求,且通常对生活质量及形象有较高的要求,因此才会选择通过手术方式矫正老视。现阶段较成熟的老视手术方法主要分为晶状体和角膜手术,这两种方法的选择在临床上往往需要结合眼部情况、患者需求,个性化地作出决定。一般来说,晶状体透明度和调节功能尚可的老视患者,更推荐选择角膜手术矫正老视,此类患者在术前通常拥有较好的矫正视力,因此很有可能对矫正效果有更高的要求与期待。对于伴发白内障的老视患者,晶状体手术矫正老视相对而言会是更好的选择,这类患者由于术前矫正视力本来就相对较差,在术后不管是远视力还是近视力大多能得到较为显著的提升,但是不同患者仍然存在对于手术效果的不同预期。无论是选择角膜手术还是晶状体手术,手术医生和患者良好的沟通是非常重要的。手术医生应于术前全面了解患者需求及心理预期,进行详细专业的术前评估,比如单眼视的角膜接触镜模拟等,并根据患者自身的身体状况和远、中、近距离的用眼需求给出合理的术式建议,并让患者对所选择的手术方案有正确的认知,对手术效果有合理的期望,提高患者术后满意度。

一、角膜手术

目前通过角膜手术进行老视矫正的视力目标主要有三个选择,即双眼欠矫方案、常规单眼视及优化单眼视方案。

对于同时存在近视的老视患者来说,如果通过屈光手术完全矫正近视度数,部分患者在摘掉矫正近视眼镜的同时,可能会马上需要戴上老花镜,给工作和生活带来极大不便。双眼欠矫方案会使术后双眼均保留一定的近视屈光度数,用以补偿患者在近距离用眼时晶状体调节力的不足,改善近视的老视患者的术后近视力。但是,为了满足近距离用眼需求,选择双眼欠矫方案矫正屈光不正的老视患者需要降低裸眼远视力的需求值,术后最容易出现的问题是远视力不满意。因此在与患者沟通时,应详细解释选择此种手术需要进行远视力和近视力的取舍。该方案适合近距离用眼需求更高的患者,且需要患者能够接受术后视远时可能需要使用框架眼镜。

对于希望通过手术达到大部分时间全程摘镜的患者,更好的选择是单眼视方案。单眼视方案完全矫正主视眼,而使非主视眼轻度欠矫,术后主视眼负责视远,非主视眼负责视近,以达到全程视力的覆盖。但是,单眼视方案术后需要大脑分别使用来自主视眼的远距离图像和来自非主视眼的近距离图像,手术效果依赖于神经适应和良好的模糊抑制。这种故意的屈光参差在带来效益的同时也是有代价的,常规单眼视手术后最易出现的问题是双眼图像融合困难,其发生频度和程度随双眼屈光参差程度的增大而增加,另外许多患者会出现一些视觉功能的丧失,例如立体视觉。优化单眼视方案通过引入一定程度的负球差,可降低双眼融合困难的程度和发生频率,但由于引入了球差,部分患者可能抱怨术后视觉质量有一定程度下降。因此应对患者进行全面的术前身体及心理评估,对患者进行仔细筛选和戴角膜接触镜模拟适应,以期尽量减少术后出现双眼不能融像的情况。一旦出现了术后双眼不能融合的情况,可以进行双眼平衡训练、脑认知训练等,大多数人可逐渐适应并耐受。明显不能耐受单眼视或因视觉质量明显下降而不能耐受者,可酌情再次行个性化手术进行矫正。

另外,通过角膜手术矫正老视的较为年轻的患者,随着年龄逐渐增加,可能会因为晶状体调节力进一步下降而出现术后近视力逐年下降的情况,这一点也需要在术前与患者进行充分沟通,使患者做好可能需要术后戴镜或者二次手术的准备。

二、晶状体手术

老视患者如果期望通过手术实现全程视力,多焦点人工晶状体或者可调节人工晶状体可能是一个不错的选择。有研究发现,多焦点人工晶状体相比于单焦点人工晶状体,不仅能提供满意的远、中、近视力,同时还可以提高视觉对比敏感度,提高患者的视觉质量。但是多焦点人工晶状体术后的视觉干扰现象也是不可回避的。多焦点人工晶状体的多级衍射环会将光线分配到前后多个焦点上,虽然可以使患者看清多个距离的物体,但因为多焦点在暗光时其他焦点的离焦影像为光晕,因此会受到眩光、闪光、虚影和光晕等影像的干扰,可能会在一定程度上影响视觉质量和患者满意度。另外,多焦点人工晶状体可能还会与单眼视有些相似,需要患者拥有较好的神经适应能力,如果适应不了,患者可能会在术后遇到融像问题,一般情况下通过有针对性的训练,比如感知学习,实现视功能的改善。当然,视觉质量分析会受到主观因素的影响,与个人性格和情绪息息相关,因此,治疗之前需要反复充分沟通,以保证患者有良好的心理预期,以及良好的心理调适过程。

总结展望

随着全球人口老龄化问题的加剧,如何快速有效地提高老视人群的生活质量成为亟待解决的问题。希波克拉底认为:"医生有两种东西能治病,一是药物,二是语言"。沟通是一门语言艺术,不同的沟通方法会产生不同的效果。不同老视患者心理状态千差万别,心理的变化还可能会影响患者对矫正方式的选择,甚至影响治疗效果。眼科医生有必要了解老视患者可能存在的心理问题,并在门诊和围手术期用恰当的语言与方法同老视患者和家属进行沟通,对患者的疑惑给予认真细致的解释与指导,获取患者信任的同时,也尽可能地减轻患者的心理负担,安抚患者的焦虑与恐惧。只有医患之间相互信任,才能使患者正视老视问题,不管在面对何种治疗选择时都能有良好的心理状态和效果。

(柯碧莲 刘明明)

参考文献

[1] MCDONNELL P J, LEE P, SPRITZER K, et al. Associations of presbyopia with vision-targeted health-related quality of life. Arch Ophthalmol, 2003, 121(11): 1577-1581.

[2] SHERWIN J C, KEEFFE J E, KUPER H, et al. Functional presbyopia in a rural Kenyan

population: the unmet presbyopic need. Clin Exp Ophthalmol, 2008, 36（3）: 245-251.

［3］LU Q, CONGDON N, HE X, et al. Quality of life and near vision impairment due to functional presbyopia among rural Chinese adults. Invest Ophthalmol Vis Sci, 2011, 52（7）: 4118-4123.

［4］GOERTZ A D, STEWART W C, BURNS W R, et al. Review of the impact of presbyopia on quality of life in the developing and developed world. Acta Ophthalmol, 2014, 92（6）: 497-500.

［5］NEGISHI K, AYAKI M, KAWASHIMA M, et al. Sleep and subjective happiness between the ages 40 and 59 in relation to presbyopia and dry eye. PloS one, 2021, 16（4）: e0250087.

［6］CARNEVALI T, SOUTHAPHANH P. A retrospective study on presbyopia onset and progression in a Hispanic population. Optometry, 2005, 76（1）: 37-46.

［7］GLASS S L. The psyche of presbyopia. Int Ophthalmol Clin, 2001, 41（2）: 47-51.

［8］REES G, TEE H W, MARELLA M, et al. Vision-specific distress and depressive symptoms in people with vision impairment. Invest Ophthalmol Vis Sci, 2010, 51（6）: 2891-2896.

［9］TAHHAN N, PAPAS E, FRICKE T R, et al. Utility and uncorrected refractive error. Ophthalmology, 2013, 120（9）: 1736-1744.

［10］杨波. 中年老视者的生理心理问题及矫正. 现代临床医学, 2009, 35（06）: 443-444.

［11］ERICKSON D B, ERICKSON P. Psychological factors and sex differences in acceptance of monovision. Percept Mot Skills, 2000, 91（3 Pt 2）: 1113-1119.

［12］DU TOIT R, FERREIRA J T, NEL Z J. Visual and nonvisual variables implicated in monovision wear. Optom Vis Sci, 1998, 75（2）: 119-125.

［13］RICHDALE K, SINNOTT L T, SKADAHL E, et al. Frequency of and factors associated with contact lens dissatisfaction and discontinuation. Cornea, 2007, 26（2）: 168-174.

［14］赖富儒. 老视镜是否需要验配？. 中国眼镜科技杂志, 2010, 01: 105-107.

［15］张立, 郑宏. 心理因素对外科治疗结果的影响. 中国实用医药, 2007,（28）: 105-106.

［16］北京大明眼镜股份有限公司. 老视管理白皮书. 中国眼镜科技杂志, 2021,（9）: 38-46.

［17］HUTCHINS B, HUNTJENS B. Patients' attitudes and beliefs to presbyopia and its correction. J Optom, 2021, 14（2）: 127-132.

［18］王婷婷, 任雁琳, 崔慧娴, 等. 区域折射多焦点人工晶状体与单焦点人工晶状体植入术后视觉效果以及患者满意度分析. 临床眼科杂志, 2019, 27（3）: 217-220.

［19］魏佩佩. 多焦点人工晶体植入术后视觉质量和阅读能力的研究. 重庆: 重庆医科大学, 2020.

［20］MESTER U, FAHLE M, OTT G, et al. Functional vision training after MIOL implantation. Ophthalmologe, 2008, 105（6）: 533-537.

第十二章

老视相关的社会经济学

导语

　　世界卫生组织提出的"健康社会决定因素",指的就是病因之外可对健康产生影响的因素,包括社会结构性因素,例如文化、政策、政治制度,以及日常生活环境因素,例如不同人群的经济能力、受教育程度、卫生服务情况等。这些社会因素也影响着老视的发生、发展及处理。随着我国城镇化和老龄化进程加快,老年流动人口增加,生活方式改变,中老年人群对近视力需求增多,视觉体验要求提高,使得老视的发生及所造成的困扰在人群中持续发酵。然而,老视人群治疗意识的欠缺,社会宣教覆盖面较低,使得尚未得到正确矫正的老视人群基数庞大,成为全球性公共卫生问题。同时,老视也增加了社会因屈光检查及验配带来的经济负担,造成生产力的损失。因此,老视矫正市场蕴含巨大潜力,也逐渐成为屈光市场中有待开发的蓝海。近年来,各种老视矫正技术飞速发展,国家战略倾斜,社交媒体应用以及医生个性化设计,在全社会共同参与下,多方位多角度的努力,老视矫正市场不断扩大,将最终开启老视矫正的新篇章。

关键词

　　老视　宣教覆盖　手术渗透　个性化

第一节 老视矫正市场规模

国民视力缺陷已经成为我国重大的公共卫生问题,白内障和老视更是当下威胁我国国民视觉健康的重要问题。中国正在进入老龄化社会,人口的老龄化严重影响眼疾患者人数。人口的变化将导致造成视力损伤的主要眼疾,包括未矫正的老视患者人数大幅增长。这类中年群体代表了社会的中坚力量,但目前他们所承受的生活工作压力普遍过高,关注中年人群眼健康,使他们创造、享受美好的未来,这对社会关系、家庭关系、文化传承和生产力发展都有积极影响。

Fricke 等在 2018 年发表在 *Ophthalmology* 杂志上的一项荟萃分析讨论了老视的全球流行情况,据估计,2015 年全球患病人数为 18 亿人,预计将在 2030 年达到 21 亿人的峰值。我国未来 5 年老视患者人数将达到 5 亿。"二战"后出生率的激增,加上预期寿命的增加,导致全球老视人口数量显著增加。类似的趋势在新兴经济体和不发达国家同样存在,预期寿命的增加将显著改变这些国家的平均年龄,增加老视人口数量。中国和印度从农业向制造业和服务业的转变,同时我国退休年龄的延迟、智能手机网络的应用,我国的中老年人也将成为近视力新需求的主要来源。

庞大的老视人群对生产力的影响也是巨大的。Fricke 等 2011 年进行了一项经济模型研究,其中包括来自美国人口普查局的人口数据,老视患病率、发病年龄、就业率、人均国内生产总值(GDP)(以当前美元计),以及近视障碍残疾权重(2010 年全球疾病负担报告)。根据这些数据,对 2011 年全球未矫正和矫正不足的老视造成的生产力损失进行预估,全世界范围内共有 2.44 亿工作年龄的老视患者(包括未矫正和矫正不足的患者),老视估计每年导致生产力损失 110 亿美元(占全球 GDP 的 0.016%)。假设所有这些 65 岁以下的人都具有生产力,那么每年潜在的生产力损失将增加到 254 亿美元,占全球 GDP 的 0.037%。作者进一步估计,如果老视眼的矫正率能够从目前的 6%(非洲)或者 84%(北美)上升到 96%(欧洲)的水平,那么每年的生产力损失可以减少 14 亿美元到 100 亿美元。2019 年 WHO 世界视力报告中提出,目前全球视力损伤人数22亿人,其中尚未得到戴镜矫正的老视患者约8.26亿人(表12-1),这种近视力障碍相关的全球总成本预估为308亿美元。

表 12-1　患有可以预防或尚有治愈可能的视力损伤人数统计表

视力损伤类型	人数 / 万人
未矫正的屈光不正	12 370
白内障	6 520
青光眼	690
角膜混浊	420
糖尿病视网膜病变	300
沙眼	200
未矫正的老视眼	82 600

(数据来源于2019年WHO《世界视力报告》)

老视矫正是未来眼科手术和药理学市场增长的一个非常有前途的领域,也是屈光手术未开发的"蓝海"。根据来自国内证券研究中心的一份眼科行业深度报告,中青年屈光手术渗透率仅为0.33%,仍有非常高的提升空间。术式引领行业变革,消费者接受度的提升,将引领屈光手术市场量价齐升,预计市场有望达到300亿规模。目前针对老视的矫正眼镜,如老视镜、双焦点眼镜或多焦点角膜接触镜,都是应对老视的相对便宜和有效的方法,但是这部分中年人群更愿意花钱接受手术或眼药水,以避免框架眼镜或角膜接触镜带来的麻烦和损害。虽然对于手术矫正的需求很大程度上还集中在美国、西欧等相对富裕地区人群中,但这一需求在我国人群中也越来越常见。我国未来5年,也是20世纪60年代人口爆发期出生的新一代中老年人老视和白内障的高发期,这群经历了改革开放、抓住了时代更新契机的新一代中老年人,拥有完全不同于上一代人的世界观和对新技术的认知和接受度。他们有积极的人生态度和活跃的生活,需要各种距离各种环境下的优质视觉,更加希望摆脱眼镜的束缚。生活方式的变化和工作场所对视觉的要求,将刺激老视手术矫正的需求。

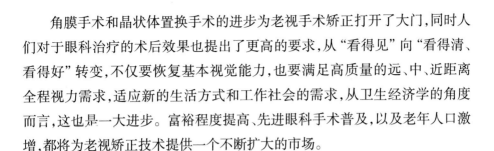

角膜手术和晶状体置换手术的进步为老视手术矫正打开了大门,同时人们对于眼科治疗的术后效果也提出了更高的要求,从"看得见"向"看得清、看得好"转变,不仅要恢复基本视觉能力,也要满足高质量的远、中、近距离全程视力需求,适应新的生活方式和工作社会的需求,从卫生经济学的角度而言,这也是一大进步。富裕程度提高、先进眼科手术普及,以及老年人口激增,都将为老视矫正技术提供一个不断扩大的市场。

第二节 老视矫正市场驱动因素分析

一、技术突破推动行业进步

角膜屈光手术和人工晶状体行业技术不断取得突破,为解决老视问题提供更多方案,也使眼科手术更加安全便捷、创伤更小、恢复更快、效果更好。LASIK 的成功就是一个典型案例。LASIK 因为有效性和出色的安全性,成为世界上应用广泛的选择性手术,也是框架眼镜或角膜接触镜的可行替代方案,LASIK 的满意度调查得分高达 95 分左右。同时,患者将 LASIK 看作改善生活的一种自我投资,手术效果立刻显现、恢复期短、提高视力的能力强,得到不同人群的青睐。另外,近些年来多焦点、新无极变焦人工晶状体等新型人工晶状体出现,为患者提供了更多选择,同时满足了患者的远、中、近距离的视力需求。这种技术突破,使得患者诊疗方案更灵活,满意度更高,对行业长期健康发展起到积极促进作用。

同时,中国政府推出一系列政策来鼓励视觉健康行业的发展。2016 年10 月,《"健康中国 2030"规划纲要》提出将加强老年常见病、慢性病的指导和综合干预,强化老年人的健康管理。在迈入"十四五"新征程过程中,《"十四五"全国眼健康规划(2021—2025 年)》的出台,也标志着我国眼健康工作进入高质量发展的新阶段,以便满足生活方式改变和人口老龄化进程加快的需求,并将重点关注老年患者,重点提升近视科学矫治、白内障复明手术、常见眼病筛查等能力。

二、老视矫正需求催热行业发展

人口老龄化日趋严重,国家统计局显示,2014 年至 2018 年间中国老年人(60 周岁及以上)人口数量的年复合增长率达到 4.1%。根据国务院发布的《国家人口发展规划(2016—2030 年)》,预计从 2021 至 2030 年,60 岁以上人口增速明显上升,老年人占全国人口比重预计从 2020 年的 17.2% 上升到 2030 年的 25% 左右。社会人口老年化引发的老视矫正需求大幅度增加,为行业发展带来机遇。

电脑手机大规模普及应用,导致眼部患病率增加。随着科技进步,电子设备大量涌现,人们工作与生活对电子产品的依赖逐渐加深,每天使用智能手机、电脑、电视及数码产品的时间越来越长。对于近视力的需求,使得更多中老年人对老视矫正需求增加。

三、支付能力提升

国家统计局数据显示,在经济持续增长和城镇化进程持续推进的大背景下,在 2014—2018 年间,中国居民人均可支配收入从 20 167.1 元连续增长至 28 228.0 元,人均医疗费用支出占人均支出的比重也在稳步上升。随着健康保健意识逐步转变,中国居民在医疗保健领域的支付意愿不断加强。由于手术费用并不昂贵,过去人们罹患眼部疾病时,偏向于依赖眼药水或者其他价格低廉的治疗方法,现在人们偏好于求助医生,通过手术手段快速恢复正常视力。这为行业发展提供了需求动力,促进了市场扩容。

此外,受益于医保体系筹资水平的提升,某些手术费用报销比例增加,更多患者有能力负担手术费用,驱动各级医疗机构增加医疗器械采购、提升手术能力,从而推动整个行业的规模扩容。

第三节 老视矫正市场制约因素分析

虽然老视市场存在无限潜力,但目前也存在不少制约因素。例如老视矫正的手术种类中也包括一些植入物,但目前没有一项获得广泛的商业成功,只有 Cornea Gen KAMRA 镶嵌技术（该技术之前由 Acu Focus 拥有和销售）在美国上市，Revision Optics 已于 2018 年 2 月关门，还有一些是在美国以外的市场上销售的，但尚无市场影响。这些备受期待的老视矫正手术技术至今没有打开市场的因素很多。

一、替代技术方便且价格低廉

打开老视矫正手术市场最主要的制约因素是老视矫正眼镜，它已经存在了七百多年，不但验配方便而且价格低廉。老视矫正眼镜有不同的种类，单焦点、双焦点、三焦点或渐进镜片。也可以采取单眼配戴角膜接触镜，或者配戴多焦点角膜接触镜达到视近效果。这些都可以达到有效的近视力矫正，但是都不能恢复老视的动态调节范围。与各种不同的眼镜相比，包括巩膜手术、角膜手术、晶状体手术在内的外科手术不仅手术风险高，而且价格高昂，因此并不是多数老视人群的首选方法。目前的角膜基质植入物，主要包括 Flexivue 微透镜、Raindrop® 以及 KAMRA，已在 FDA 上市或者还处于临床试验阶段，普及率有待提高。如患者有白内障，在进行白内障手术的同时，更换可同时提高远近视力的人工晶状体，也是一个不错的选择。因此这部分人群通常在老视后选择老视镜或者双焦点眼镜，等到白内障明显后，采用医保覆盖的白内障手术更换晶状体。

二、老视矫正手术渗透率低

与近视和白内障患者不同，老视患者因为没有得到足够的医疗信息，通常不会针对这一特定视力问题寻求治疗，因此，向这些患者推荐老视矫正手术很大程度上无效。另外，老视的矫正通过角膜屈光手术和晶状体手术解决的意愿不强。数据显示，2018 年，美国屈光手术渗透率为 1.8%，而我国仅为0.3%，差异巨大。产生这么大的差距，一方面因为眼科专业人士缺口较大，2015 年中国百万人眼科医生数量为 26.4 人，而该数据在美国为 54.7 人、在英国为 46.4 人、在日本为 112.1 人。另一方面，老视矫正手术价格昂贵，为可选消费，不受医保控费影响，同时还可能发生一些手术并发症，这让很多患者望而却步。

三、政策缺乏大型项目推动

过去很长时间,认为老视是人体自然老化反应,普通患者没有治疗老视的意识和迫切需求;政策上也没有白内障、近视等受重视,导致我国老视治疗率相对较低;同时政府主导的老视相关项目较少,缺乏像白内障复明工程这类由政府主导、慈善机构参与的大型公益项目。

第四节 老视矫正市场潜力挖掘

综合政策、经济、社会、科技等各方面影响,中国老视市场预计未来 3~5 年的年复合增长率在 15%~20%。

一、老视人群的寻找

虽然很多老视患者不会主动去寻求专业的治疗,但他们常购买非处方老视镜。随着年龄的增长,老视镜的度数也不断增加,大多数老视患者都配有几副老视镜。如果患者有明显的近视或远视,他们大多会经常戴框架眼镜或角膜接触镜。相比之下,正视者出现老视之前通常不戴任何类型的眼镜,而出现老视后他们可能会选择配戴老视镜满足日常的需要,这使得他们经常去眼镜店和网站上购买老视镜,这些场所有为老视患者推荐最新手术矫正方法的机会。例如,广告或关键字都可以用来唤醒患者的矫正意识,这些宣传资料可以放置在销售老视镜商店的关键位置和网站的搜索结果中,这为那些想利用手术解决老视问题的患者提供了机会。对较高社会阶层的老视人群应倡导早发现、早解决,并及时了解需求从而制订更为个性化的矫正策略;对较低社会阶层的老视人群,则需要通过医疗卫生政策、公共卫生服务、加强宣教等多方面进行干预,保证眼卫生基础上普及老视概念及基础矫正措施。

二、老视诊疗沟通技巧

老视矫正必须聚焦患者真正的生活需求。需要真正了解患者的需求及困惑,评估医生自己能不能以及如何能解决他们的需求,列出这些问题有助于医生与老视患者进行交流。交流要以对话的形式展开,更认真地从患者的角度分析老视对患者生活的影响和困扰,理解每个人对远中近距离的不同视力需求。基于这样的探询和分析,患者通常更容易接受医生关于视力改善需求的建议,并愿意为此尝试和努力,最终实现期望的结果。在与老视合并白内障患者讨论矫正方案时,交流主题也应是围绕生活方式改变,而不是矫正费用高低。

与患者交流的时候,可以从以下几个问题出发:您今天为什么来这里?视觉问题影响了您生活的哪些方面?您需要我们提供哪些方面的信息来帮助您决策?通过这几个问题,我们就会发现,与患者沟通会变得更流畅更有效。

三、老视的社会营销

老视的发病率在目标人群为100%,但是大多数老视患者并不知道存在手术解决方案。由于老视患者通常不会去看医生,而是自行购买老视镜使用,他们认为已经通过费用较低的方式找到了解决问题的方法,但并不知道还有其他更好的替代矫正方案。因此老视市场也应聚焦:如何更高频率接触到这些潜在的受众。

"接触"和"频率"是一个广告的成本和影响的表现。在老视市场的社会营销中,如何以足够的频率去接触目标人群成为关键问题。在营销方式中,广告费用昂贵,而且在大多数形式中显得过于零碎,不能有效地接触老视患者。社交媒体的推广提供了一个医生与患者相互了解的平台,可以促进患者对这一问题的理解,增加患者对医生解决问题的决心。在社交媒体上投入时间和资源,应被视为社会营销。在社交媒体中投放何种内容是关键,受众会忽略那些与他无关的内容。持续的营销是保障,只推送一次或偶尔推送不能带来更多的关注者。良好的交流是信任建立的基础,信任产生会促进行动迸发。老视患者常常通过社交媒体来确定医生是否是该领域专家。与广告和其所需的资金预算相比,社交媒体需要时间来撰写和发布内容,培养各种平台的读者群需要时间,回答特定的咨询和问题需要时间,因此在社交媒体上营销,时间是最大的成本,这将是一个长期的努力过程。

总结展望

对老视矫正市场的需求及驱动制约因素的理解,将有助于我们深入并精确地探索该市场所蕴含的巨大潜力。包括社会经济条件、国家政策调整、医疗卫生服务水平以及个体文化水平、经济及思想水平差异在内的社会结构性因素,均会影响老视的处理。因此,老视矫正并不能仅仅依靠眼科技术发展及医务人员的推广,更需要全社会的参与、国家政策倾斜、患者宣教覆盖,才能形成国家主导、专家指导、个人关注的良好氛围。加大基层医务人员培训,普及老视观念,定期随访,降低医疗费用,提高生活质量,减少间接经济损失。通过各方努力,多层次多角度合作,老视矫正将对中老年人的生活质量提高和社会生产力发展做出巨大贡献,激发出无穷潜力。

(周激波 李 芳)

参考文献

[1] WOLFFSOHN J S, DAVIES L N. Presbyopia: Effectiveness of correction strategies. Prog Retin Eye Res, 2019, 68: 124-143.

[2] FRICKE T R, TAHHAN N, RESNIKOFF S, et al. Global prevalence of presbyopia and vision impairment from uncorrected presbyopia: Systematic review, meta-analysis, and modelling. Ophthalmology, 2018, 125(10): 1492-1499.

[3] GBD 2019 BLINDNESS AND VISION IMPAIRMENT COLLABORATORS, VISION LOSS EXPERT GROUP OF THE GLOBAL BURDEN OF DISEASE STUDY. Trends in prevalence of blindness and distance and near vision impairment over 30 years: An analysis for the Global Burden of Disease Study. Lancet Glob Health, 2021, 9(2): e130-e143.

[4] FRICK K D, JOY S M, WILSON D A, et al. The global burden of potential productivity loss from uncorrected presbyopia. Ophthalmology, 2015, 122(8): 1706-1710.

[5] DONALDSON K E. The economic impact of presbyopia. J Refract Surg, 2021, 37(S1): S17-S19.

后记

仲夏之日，万物并秀，申城荷月，风清蝉鸣。愚感思视光学科，卷帙浩繁，其中老视常困扰年满不惑者，所及甚广。病日新兮，医亦日进。

今海内平日，未有广概深论老视之专著，临床医者，更需务实之纲要，以期对照，匡复光明。实须群策群力，合心同谋，集思广益，戮力齐心，以成经典。遂广邀德隆望尊，硕彦名儒，集专精于此门者，怀铅握椠，以成真言。

焚膏继晷，孤灯对影，每至星稀月明，举目而望，窗外星汉斗转，叹曰："逝者如斯夫，昼夜不舍，成此书稿，已历两载。"今撰此书，故籍穷搜，遍访名家，困惑顿悟交替而行，字斟句酌，反复考量，恪勤匪懈，三校其稿。时顾审校稿，愚与同事，众人拾柴，不忘初心，求至善至美，达善始善终，甲辰良月，书稿始成。

《老视》一书，广概博涵。开篇述老视的流行病学、调节现象和调节通路、人体晶状体和调节系统的生物力学，提纲挈领，积基树本；中篇道老视的视觉特征、临床的检测和矫正方法，细细诉来，翔实生动；书终乃从心理学与社会经济学出发，推伸至日后机遇与挑战，深图高虑，明远卓达。

拙作如斯，师友亦多费心。感念褚仁远、周行涛、张丰菊、瞿小妹、杨晓、高蓉蓉、毛欣杰、金婉卿、黄海笑、卢奕、姚佩君、

243

许烨、黄滔敏、柯碧莲、周激波等师友及金以利、赵峰、陈铭、李可心、黄小敏、何欢欢、陆天昊、刘新婷、卢为为、翁子晗、王亦然、宋彦铮、孙明牲、隗菱、刘明明、李芳、林暄乔、邢雯倩等同道倾献无私之力，斧正于百忙之中，点睛于书籍之外，交芷兰之友，结菊莲之盟，特上寸笺，以申谢枕。

纸稿短而感遇长，尺牍浅而情思深，书有尽时，敬谢难穷。更欲备述幸遇垂教之恩，片纸难陈，简笔寥寥，恕不赘述。

金无足赤，尺有所短，一得之见，恐挂一漏万。唯愿抛砖引玉，以蚓投鱼，敬请不吝珠玉，批评指正，百尺竿头，更上层楼。

甲辰年甲戌月

52检